JN314896

「いのち」をはぐくむアーユルヴェーダ式

毒出し完全スープ

蓮村 誠
青山有紀

美味しく食べて、毒出し

「美味しく食べて、毒出し」ができるこの本が完成し、感無量です。なぜなら、ふつうは「食べることによって毒はたまる」からです。

インドの伝承医学「アーユルヴェーダ」では、健康の基本はデトックスと考えます。ふだんの食事の仕方や生活習慣を見直し、さらに各種の治療法によって毒出しを行い、免疫力（オージャス）を高めていくための知恵の宝庫です。

なかでも、アーユルヴェーダではスープをとても大切な食事と考えます。からだを温めるだけでなく、胃腸にやさしい上にすみやかに栄養になり、くわえてもっとも乱れやすいドーシャであるヴァータを効果的に整えてくれるからです。

詳細は本編でお話ししますが、毒出しの基本は、その人の体質と季節によって乱れるドーシャを知ることです。この本では、皆さんがご自身の体質を知り、その季節にもっともよいスープを食べ、毒出しができる工夫を凝らしています。

食材についても面白い発見がたくさんあると思います。毒を出す食材、ためる食材を知り、あなたの乱れやすいドーシャを整えることで、「排泄がよくなった」「からだのだるさがなくなった」「朝の目覚めがよくなった」そして「元気が出てきた」など、こころやからだに嬉しい効果をきっと体験できると思います。

青山有紀さんの美味しくて、オシャレで、そして、ボリューム満点のレシピをぜひ365日楽しんでください。

蓮村　誠

contents

3　美味しく食べて、毒出し

7　毒出し完全スープ
   8　アスパラガスの芽と豆乳のスープ
   10　"美味しい"の基本

11　毒出しのお話
   12　なぜ毒はたまるのでしょうか
   13　体質チェック
   14　体質診断結果
   16　最高のスープに出会う

17　春のスープ {3・4・5月}
   18　かぶの鶏そぼろあんかけ
   19　人参、大豆、トマトのスープ
   20　鶏団子と水菜とお揚げのスープ
   22　セリ蕎麦
   23　れんこんのすり流し
   24　あさりと生海苔と春雨のスープ
   25　あさりとキャベツの柚子胡椒スープ
   26　column.1　ギー

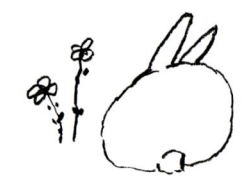

27 梅雨のスープ {6月}

- 28 白アスパラガスとレモンのスープ
- 29 そら豆とえんどう豆と湯葉のあんかけ
- 30 えんどう豆とブロッコリーのスープ
- 31 豆腐と三つ葉の海苔ぞうすい
- 32 グリーンムング豆と茄子のスープ
- 33 かぼちゃとレーズンのココナツミルク煮
- 35 人参のポタージュ

- 36 column.2　毒出しに効くスパイス辞典

37 夏のスープ {7・8月}

- 38 クレソンとカッテージチーズ、干し貝柱のスープ
- 39 アスパラガスとチーズのスープリゾット
- 40 揚げ茄子とセロリのそぼろあんかけ
- 41 モロヘイヤと豆腐のスープ
- 42 夏野菜のココナツカレースープ
- 44 ココナツと鶏肉のスープ
- 45 とうもろこしのすり流し

- 46 column.3　カッテージチーズ／免疫力アップドリンク

47 台風のスープ {9月}

- 48 ほうれん草と鶏肉のカレー
- 50 ドライいちじくとレーズンのミルクぜんざい
- 51 かぶと厚揚げの柚子スープ
- 52 鶏手羽とイエロームング豆のスープ
- 52 イエロームング豆とパクチーのスープ
- 54 小松菜のポタージュ
- 55 キャベツとひよこ豆のターメリックスープ

- 56 column.4　毒出しに効く食材

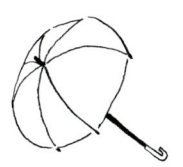

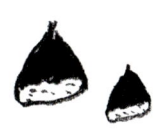

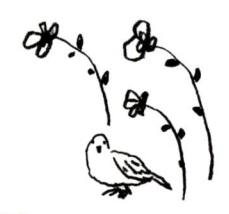

57　秋のスープ｛10・11月｝

　　58　里いも、大根、こんにゃくの胡麻味噌汁
　　59　カリフラワーのポタージュ
　　60　ごぼうのすり流し
　　61　人参とひよこ豆のスープ
　　62　鶏肉とごぼうの煮麺
　　63　百合根と絹豆腐の卵とじ
　　65　さつまいもとレーズンのカルダモン風味
　　66　column.5　毒出し生活のコツ

67　冬のスープ｛12・1・2月｝

　　68　ほうれん草と鶏肉とかぶのシチュー
　　69　小松菜とがんもの鍋焼きうどん
　　70　かぶの蟹あんかけ
　　71　焼きネギとしょうがの稲庭うどん
　　72　野菜だらけのスープ
　　74　里いも、大根、玄米餅のお雑煮
　　75　白菜と鶏肉のスープ
　　76　column.6　チャパティ
　　77　column.7　毒をためやすい食材

78　「ほんとうに美味しい」とは

毒出し完全スープ

私たちは健康に生きるために食事をします。でも、食べることによって毒はたまるのです。
このスープは、誰でもいつでも、どんな時でも毒をためずに、
毒出しをしてくれる究極のスープです。

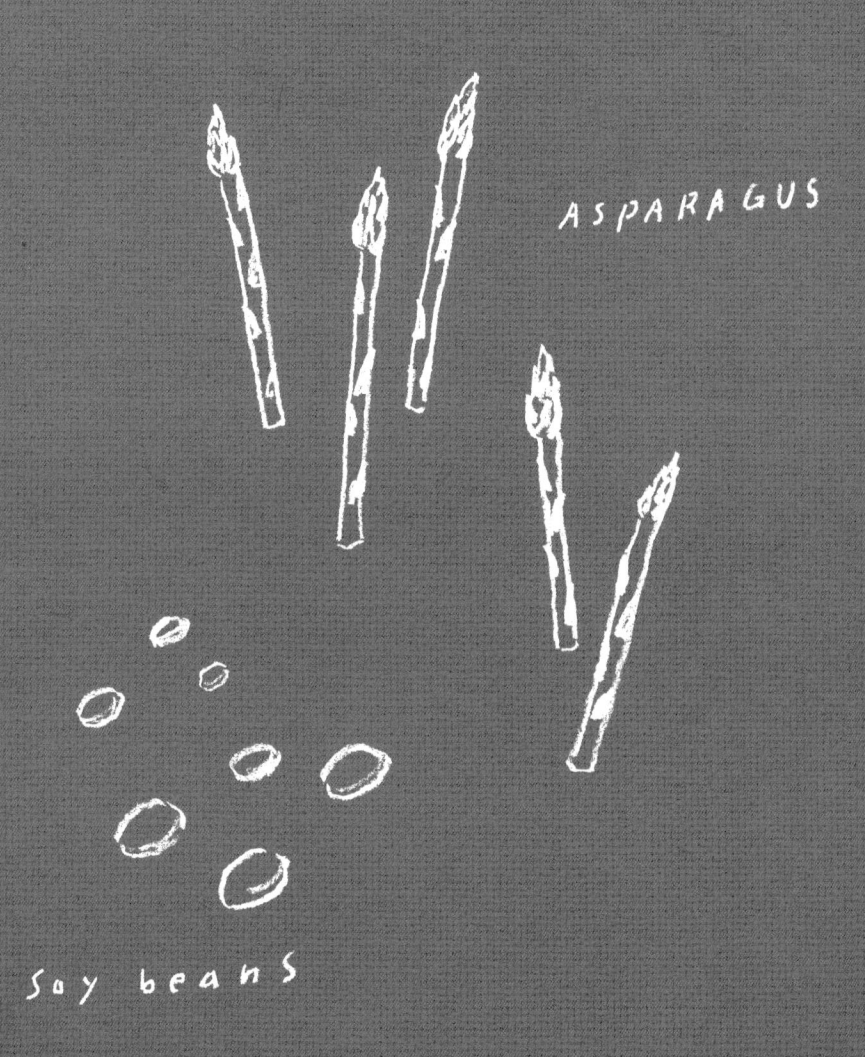

ASPARAGUS

soy beans

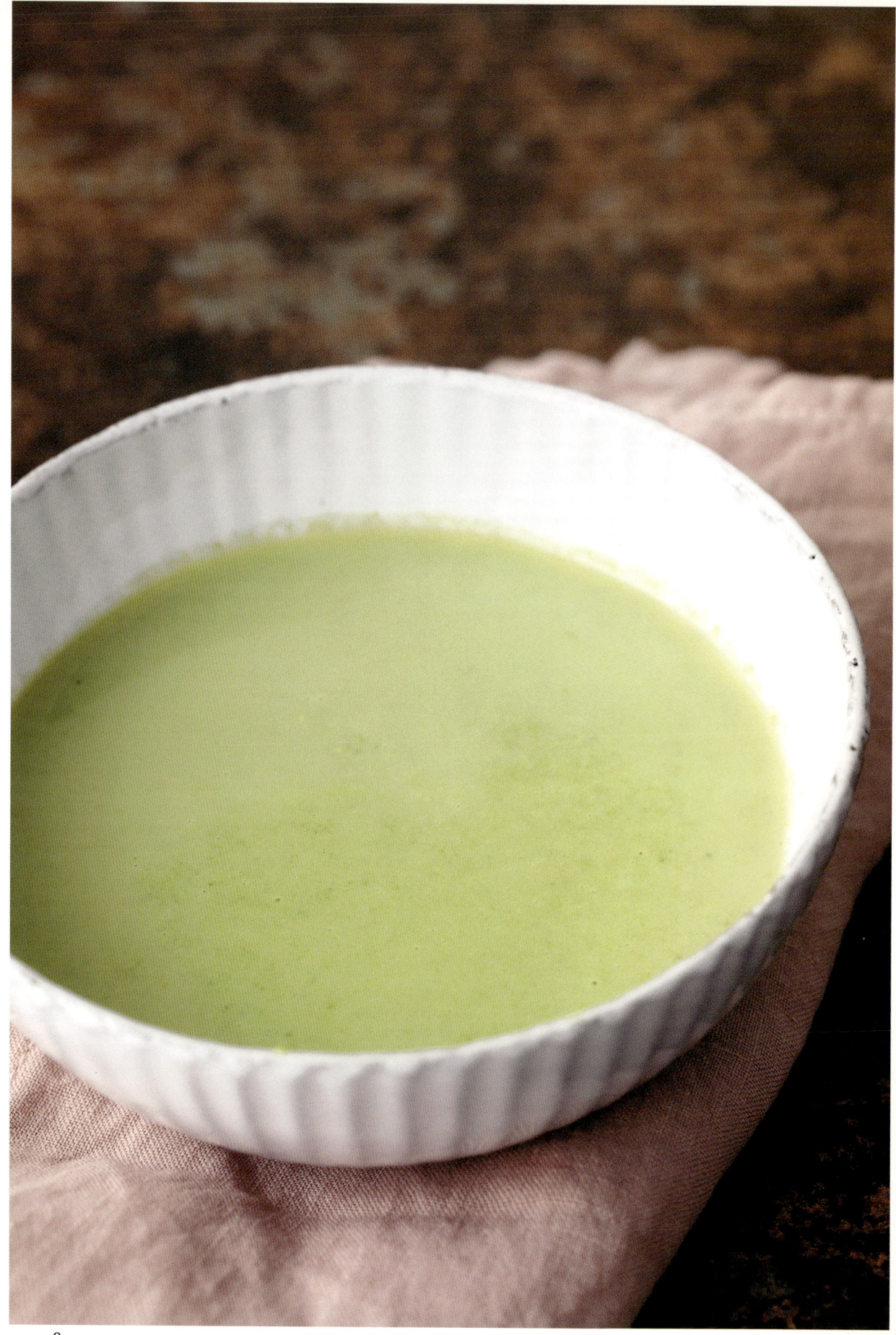

この「毒出し完全スープ」の魅力はなんといっても消化のよさです。そして、誰が、いつ食べてもいい、究極の毒出しスープでもあります。朝食に食べれば、一日を元気に始めることができ、昼食に食べれば大きな満足感となってこころを支えてくれます。夕食に食べれば疲れたからだを癒して滋養をあたえてくれます。アスパラガスの芽には、生命力の源が詰まっています。そのアスパラガスの芽と大豆の栄養が凝縮された豆乳の組み合わせは、まさに最強です。

[毒出し完全スープ]
アスパラガスの芽と豆乳のスープ

すべての人がいつ食べてもいい、究極の毒出しスープ。
毒出しの基本ともいえるスープです。
アスパラガスの穂先部分は、3つのドーシャを整えてくれます。
豆乳が苦手な人は、だし汁で作ってもOKです。

材料（1人分）
アスパラガスの芽 …… 80g
昆布だし …… 100cc
豆乳 …… 100cc
岩塩 …… 少々

作り方
1. アスパラガスはサッとゆでてざるに上げる（この時塩は入れず、水にもさらさない）。
2. 昆布だしとアスパラガスを鍋に入れ、アスパラガスがやわらかくなったらミキサーにかけ、鍋にもどして豆乳を加え、岩塩で味を調える。

余ったアスパラガスの茎は？

根元のかたい部分を切り落とし、岩塩を少し入れた熱湯で鮮やかなグリーンになるまでさっとゆでてざるに上げて冷ます。4～5cm長さに切って、オリーブオイルを熱したフライパンで、粗くみじん切りにしたスイートバジルと一緒に炒める。岩塩と黒胡椒の粉末で味を調えれば、サイドディッシュのできあがり！

"美味しい"の基本

この本で紹介している毒出しスープをより美味しく、より効果的に食べていただくためのコツと注意点です。
美味しさのコツはだしのとり方です。
また、効果をアップさせるコツは食べ方にあります。

新鮮な食材を選ぶ

材料選びは旬のものであることと、新鮮であることがとても大切。新鮮であればあるほどオージャスが多いのです。アーユルヴェーダでは収穫してから3時間以内を理想としています。

できたてを食べる

食事は、できたてが一番美味しいもの。時間がたって冷めてしまうと、風味もなくなり、オージャス（免疫力）も半減。特に、スープはアツアツで飲むのが基本です。

昆布だしのとり方

ふきんで拭いて、数ヵ所切り込みを入れた昆布10cm四方を500ccの水に浸し、冷蔵庫で3時間〜一晩置く。そのまま鍋に入れて弱火〜中火にかけ、アクを取りながら煮て沸騰直前に火を止め昆布を取り出す。

かつお昆布だしのとり方

1ℓの水に昆布15cm四方を入れて弱火にかける。アクを取りながら煮て沸騰直前に昆布を取り出し、火を止めてかつおぶし（血合い抜き）15gを入れる。自然に沈んだら漉す。

貝柱だしのとり方

600ccの水に干し貝柱3個（約20g）を入れて冷蔵庫で一晩置く。やわらかくなった貝柱を手でさいて水ごと鍋に入れ、味が出るまで火にかける。

塩は「白い岩塩」を使う

この本のレシピでは、塩は白い岩塩を使っています。岩塩は天然のミネラルを多く含み、マイルドでやさしい味が特徴です。

毒出しのお話

毒がたまると、私たちはからだの不調を感じます。
それは私たちが持つ「3つのドーシャ」のどれかが、乱れるからです。
その乱れを整えためには、毒出しはもっとも効果的なのです。

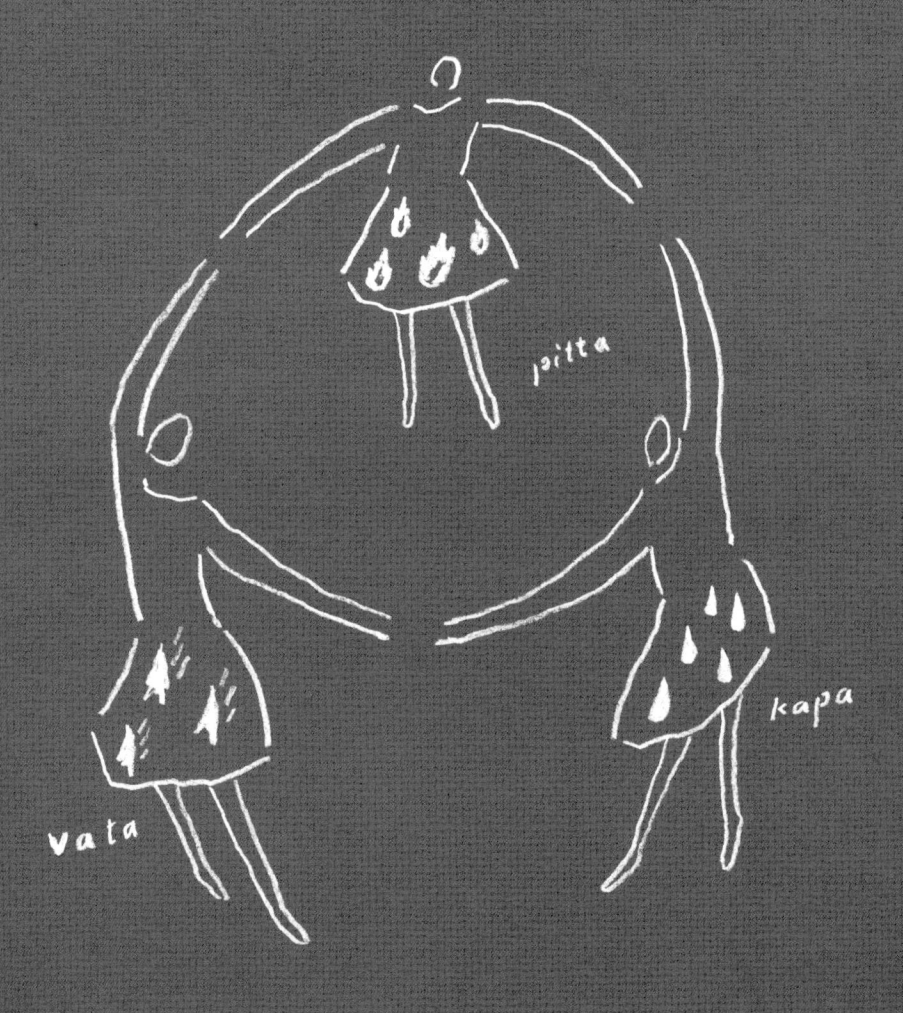

なぜ毒はたまるのでしょうか

私たちは3つのエネルギーを持っている

こころとからだには、3つのドーシャ（ヴァータ、ピッタ、カパ）のバランスがあります。ヴァータは風のエネルギーで、こころの動き、心臓の動き、腸の動きなどの「動き」に関係しています。ピッタは火のエネルギーで、分析したり、食べたものを消化したり、体温などの「熱」に関係しています。カパは愛情や記憶、体力や耐久性などの「滋養や強さ」に関係しています。

食べたものはピッタの力で消化され、からだの栄養になり、組織に代謝されていきますが、このときドーシャのバランスが悪いと、きちんと消化されずに未消化物になってしまいます。アーユルヴェーダでは、これを「アーマ（毒素）」といっています。

季節と体質で毒のたまり方が変わる

人にはそれぞれ体質とよばれるものがあり、生まれながらにドーシャのバランスが決まっています。ヴァータがピッタやカパよりも強いヴァータタイプの人、ヴァータとカパが強くてピッタが弱いヴァータ・カパタイプの人、など強さの組み合わせで体質はおおまかに7つに分類されます。

そして、これらの体質は、季節によって乱れる一定の傾向があります。例えばヴァータタイプの人は一年を通してヴァータが乱れやすく、ヴァータ・カパタイプの人は春や夏はヴァータが乱れやすく、冬はカパが乱れやすいといった具合です。

{ 私たちのからだは3つのドーシャでつくられている }

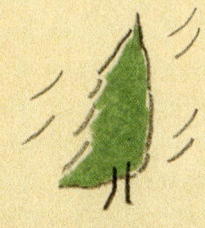

ヴァータ
軽い、乾燥、動くなどの質をもつ、風のエネルギー。呼吸、排泄、循環、バランス、調和などに関係している。

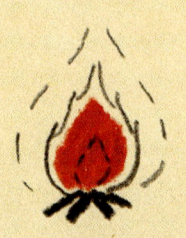

ピッタ
熱い、鋭い、流れるなどの質をもつ、火のエネルギー。知力、勇気、情熱、輝き、消化、体温などに関係している。

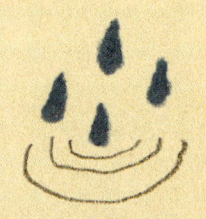

カパ
重い、冷たい、安定などの質をもつ、水のエネルギー。愛情、体力、耐久性、精力、寛容などに関係している。

体質チェック

深く考えず、直感で以下の質問に答えてください。
質問に対して当てはまるものを、ひとつ選んでチェックします。
あまり深く考え込まず、進めてください。

活動状況は？	☐ 素早い・率先して動く	☐ 普通の早さ	☐ ゆっくり
興奮しやすい？	☐ たいへんしやすい	☐ しやすい	☐ ほとんどしない
ものごとに動じやすい？	☐ とても動じやすい	☐ 多少、癪にさわる	☐ 影響されない
もの覚えと理解は？	☐ 早いが表面的な理解	☐ 普通。応用が得意	☐ 遅いが深く理解する
記憶力は？	☐ 忘れやすい	☐ 普通	☐ 覚えたら忘れない
消化は？	☐ 不規則	☐ 早い	☐ ゆっくり
食欲は？	☐ 不規則	☐ 強い	☐ 弱い
食べる量は？	☐ ムラがある	☐ たくさん食べる	☐ 少ない
好みの味は？	☐ 甘い・しょっぱい・すっぱい	☐ 甘い・苦い・渋い	☐ 辛い・苦い・渋い
ほっとする食事は？	☐ 温かい食事と温かい飲み物	☐ 熱くない食事と冷たい飲み物	☐ パサパサした物と乾燥した物
外出したくない日は？	☐ 乾燥した日	☐ 暑い日	☐ 寒くどんよりした日
睡眠の状態は？	☐ 浅く、目覚めやすい（4〜6時間）	☐ 気持ちよい睡眠（6〜8時間）	☐ 深く重い（8時間以上）
よく見た夢は？	☐ 怖い・飛ぶ・走る・木・山	☐ 怒り・暴力的・炎・稲妻・太陽	☐ 水・湖・鳥・白鳥・雲・空・花
便通は？	☐ 不規則	☐ 1日2回以上	☐ 規則的
便の状態は？	☐ 硬い	☐ 軟便	☐ 中間
発汗は？	☐ ほとんどかかない	☐ 汗かき、腋臭	☐ 少しかく
異性に関しては？	☐ すぐ意識するが、あまり行動しない	☐ 適度に意識し、確実に行動する	☐ 性的な欲求がとても強い
こころの状態は？	☐ 悩みが多い・注意散漫	☐ イライラしやすい・周りが目に入らない	☐ 落ち着きがある、問題の解決は遅いが確実
活動時の傾向は？	☐ 乱雑・壊す	☐ 正確・堅苦しい	☐ 遅れる
話し方と会話は？	☐ 早口・話が飛ぶ・おしゃべり	☐ 明晰・鋭い・きつい・話し上手	☐ 温かい・明瞭・ゆっくり
歩き方は？	☐ 軽快・活発・速い・せわしない	☐ しっかりしている・等速	☐ 安定感がある・ゆっくり・遅い
関節は？	☐ ポキポキ鳴る・硬い	☐ しまりがなくやわらかい	☐ 強い、引き締まって頑丈
合計	ヴァータ　　　個	ピッタ　　　個	カパ　　　個

体質診断結果

- ヴァータがピッタ、カパの2倍以上
  ＝ ヴァータ
- ピッタがヴァータ、カパの2倍以上
  ＝ ピッタ
- カパがヴァータ、ピッタの2倍以上
  ＝ カパ
- ヴァータとピッタがカパよりもかなり多い
  ＝ ヴァータ・ピッタ
- ヴァータとカパがピッタよりもかなり多い
  ＝ ヴァータ・カパ
- ピッタとカパがヴァータよりもかなり多い
  ＝ ピッタ・カパ
- ヴァータ、ピッタ、カパがほとんど同数
  ＝ ヴァータ・ピッタ・カパ

ヴァータ

活動的だが、体力はあまりない

ヴァータの「動き」の質を強くもつタイプです。やせ型の方が多く、体力はあまりなく、からだが冷えやすい傾向があります。明るく快活で社交性に富み、行動は素早く軽快で、一カ所に落ち着くことが苦手。ものごとを感覚的、直感的にとらえる傾向があり、気分の切り替えが早いです。好奇心旺盛で、さまざまな体験、情報を求めて積極的に活動を広げます。

ピッタ

精力的でからだも熱い傾向

ピッタの「熱」の質を強くもつタイプです。中肉中背で、体力は中程度にあり、からだが熱い傾向があります。思考にも行動にも無駄がなく、切れ味がよいのが特徴です。高い知力にめぐまれ、速やかな理解力と鋭い分析力をもつため、応用がきき、問題解決能力に優れています。情熱的、精力的で正義感が強く、チャレンジ精神も旺盛です。

カパ

体力はあるが、からだが冷えやすい

カパの「安定」の質を強くもつタイプです。大柄でふくよか、そして体力もありますが、からだは冷えやすい傾向があります。愛情深く、悠然とした落ち着きがあり、ものごとにあまり動じることがありません。辛抱強く堅実で持久力があり、はじめたことは途中で投げ出したりせず、ゆっくりとですが確実にやりとげることができます。

ヴァータ・ピッタ

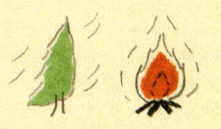

筋肉質でやせ型、素早い行動力

ヴァータの「速さと動きの質」、ピッタの「熱と鋭さの質」を併せもつタイプです。筋肉質ですが、少しやせ型の方が多く、体力は中程度にあります。忙しいとストレスで過食の傾向に。たくさんの情報を正確にあつかう情報処理能力に優れています。状況判断を的確におこなって、素早く行動することができるので、とくに仕事面で真価が発揮されます。

ピッタ・カパ

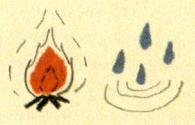

高い体力と強靭な精神力

強いエネルギーをつくるピッタと、それを溜めるカパの質を融合させているタイプです。筋肉質で少しがっしりとしており、体力はかなりあります。鋭い知力の持ち主ですが、決して攻撃的ではなく、人当たりはやわらかです。強い意志力をもち、一度はじめたことは中途半端に終わらせず、情熱と集中力、辛抱強さをもってなしとげることができます。

ヴァータ・カパ

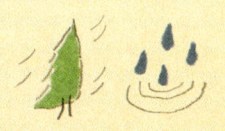

速さと安定を兼ね合わせた癒し系

ヴァータの「速さと動きの質」、カパの「重さと安定の質」を併せもつタイプです。やせているのにやわらかい感じがして、体力も中程度あります。思考もしゃべり方も行動も速いのですが、同時に安定性と深みがあるので、決して浅薄、散漫にならず、落ち着きをもちます。安定性と軽快さという、対極にある質を兼ね備えた幅の広さ、意外性が人を惹きつけます。

ヴァータ・ピッタ・カパ

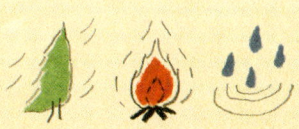

数十万人にひとりの体質

3つのドーシャを同じ割合でもつ、比較的めずらしいタイプです。確率的には数万人にひとり、あるいは数十万人にひとりといわれています。中肉中背で、体力は中程度あります。思考や活動は速くて正確。しかも、安定感と持久力もあります。あるときは軽やかで発想豊か、あるときは知的で情熱的。またあるときは慈愛深くおだやかな在り方をみせます。

自分の体質に合わせてカスタマイズ
最高のスープに出会う

体質と季節によって、整えるべきドーシャを知る

アーユルヴェーダでは、その人の体質と季節によって、整えるべきドーシャが決まっています。ピッタ体質の人の場合、春はヴァータを整える食事をしたほうがよい、ということです。ですから整えるべきドーシャによってひと工夫し、どの体質の人でもこの本のスープを食べることができるようになっています。

季節によるあなたが整えるべきドーシャ

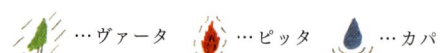

🌲…ヴァータ　🔥…ピッタ　💧…カパ

体質＼季節	春	梅雨	夏	秋	台風	冬
ヴァータ	🌲	🌲	🌲	🌲	🌲	🌲
ヴァータ・ピッタ	🌲	🌲	🔥	🌲	🌲	🌲
ヴァータ・カパ	🌲	🌲	🌲	🌲	🌲	💧
ピッタ	🔥	🔥	🔥	🔥	🔥	🔥
ピッタ・カパ	💧	🔥	🔥	🔥	🔥	💧
カパ	💧	💧	💧	💧	💧	💧
ヴァータ・ピッタ・カパ	💧	🌲	🔥	🔥	🔥	🌲

● この表とレシピの使い方 ●

例えば19ページの「人参、大豆、トマトのスープ」の場合、ヴァータを整えるには◎(非常によい)ですが、ピッタを整えるには△(あまりよくない)です。そこで、レシピの最後に、各ドーシャへのアドバイスをつけました。ピッタを整えなければならない人は、マスタードシードを減らして、ギーを増やすことで、自分にとって最高のスープにカスタマイズできるということです。

例:「人参、大豆、トマトのスープ」の場合

🌲　◎　好みで岩塩を多めに使うとさらにいい

🔥　△　マスタードシードとガラムマサラを減らし、ギーとコリアンダーを増やすといい

💧　○　大豆を減らし、ギーをひまわり油に代えて、おろししょうがや黒胡椒を使うともっといい

春のスープ
{ 3・4・5月 }

冬にたまったカパが暖かい陽気で溶けだし、悪化しやすくなる春。
日中の眠気やからだの重さ、足のむくみや鼻づまりは、乱れたカパの症状です。
春野菜の毒出しスープでカパを浄化しましょう！

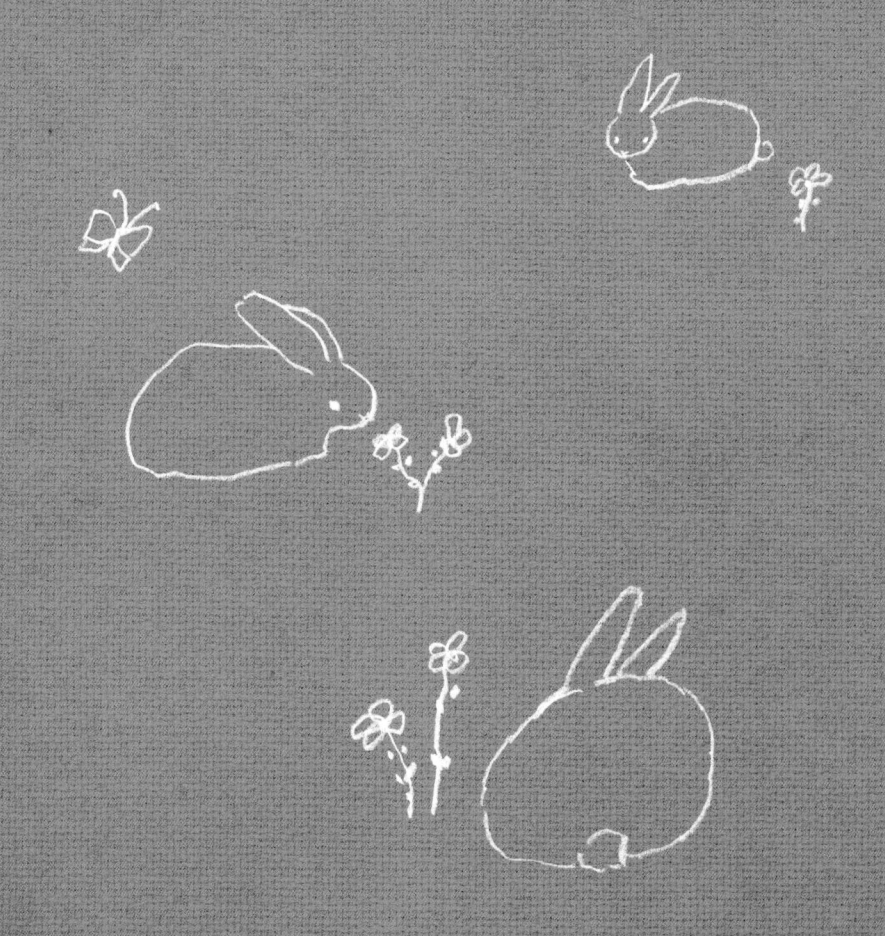

{ 胃腸は疲れているのに食欲はある }
かぶの鶏そぼろあんかけ

かぶと鶏肉は、カパを乱さずにヴァータを整え、からだを温めてくれる食材。
鶏は酒で炒めるので、臭みも消えてヘルシーです。かぶは少し歯ごたえを残した方が美味。

材料（1人分）

小かぶ …… 1～2個（120g）
かぶの葉 …… 少々
鶏ミンチ …… 40g
酒 …… 大さじ1
かつお昆布だし …… 100cc
薄口醤油 …… 小さじ½
岩塩 …… 適量
葛粉 …… 小さじ2
　（だし小さじ2で溶く）
おろししょうが …… 小さじ1

作り方

1. かぶは¼～⅙のくし切りにする（皮がかたければむく）。葉はみじん切りにする。
2. 鍋に鶏ミンチ、酒を入れて火にかけ、ほぐしながら炒める。肉の色が変わったらだしとかぶを加えてアクを取りながら煮、薄口醤油を加える。味をみて、足りないようなら岩塩を加える。
3. かぶがやわらかくなったらかぶの葉を加え、だしで溶いた葛粉を混ぜ入れてとろみをつける。
4. 器に盛り、おろししょうがを添える。

◎ アツアツのうちに食べるといい

◎ できあがりにギーを少し加えるともっといい

◎ おろししょうがを多めに使うか、黒胡椒を加えるとさらにいい

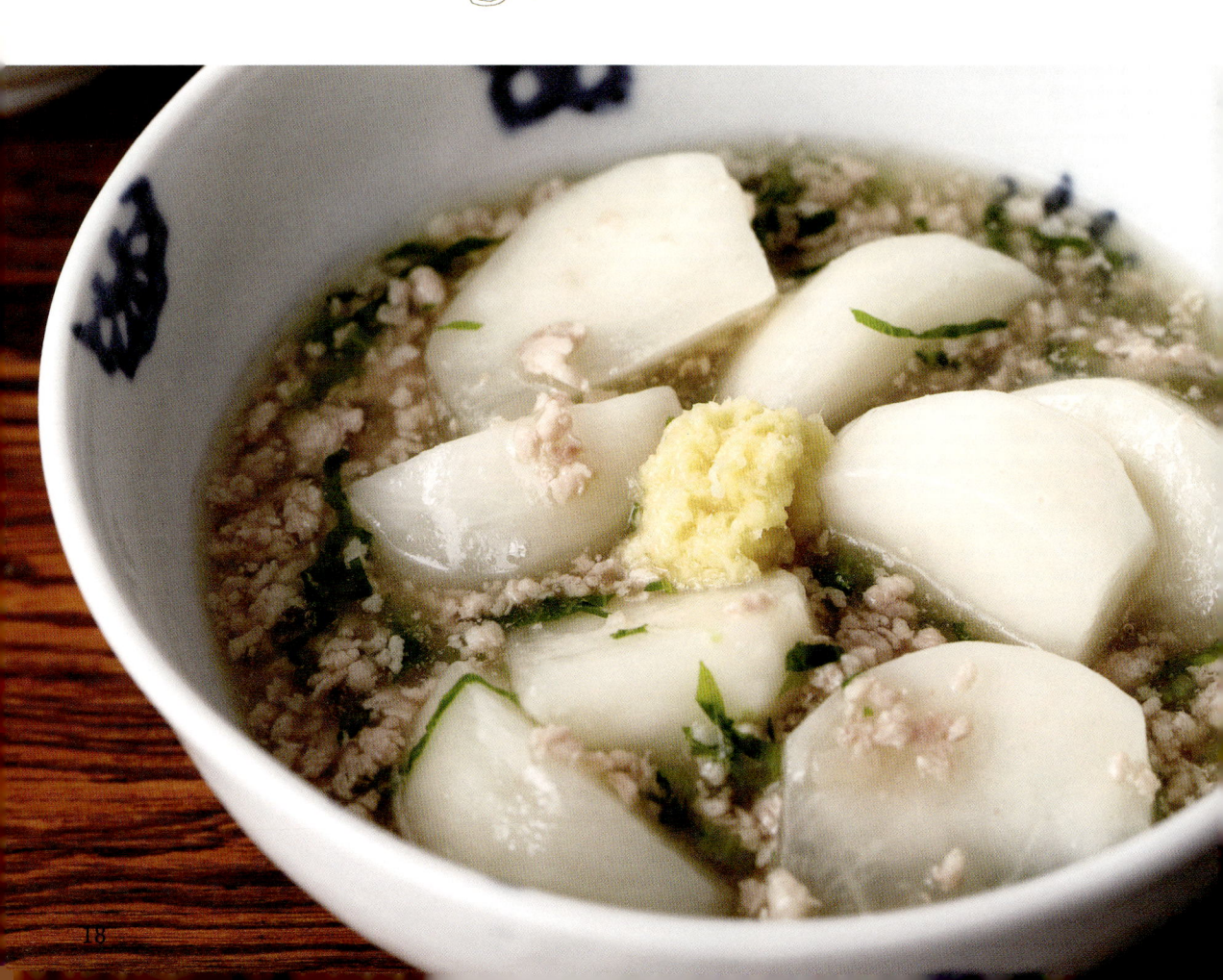

{食欲が落ちてきて、元気が出ない}
人参、大豆、トマトのスープ

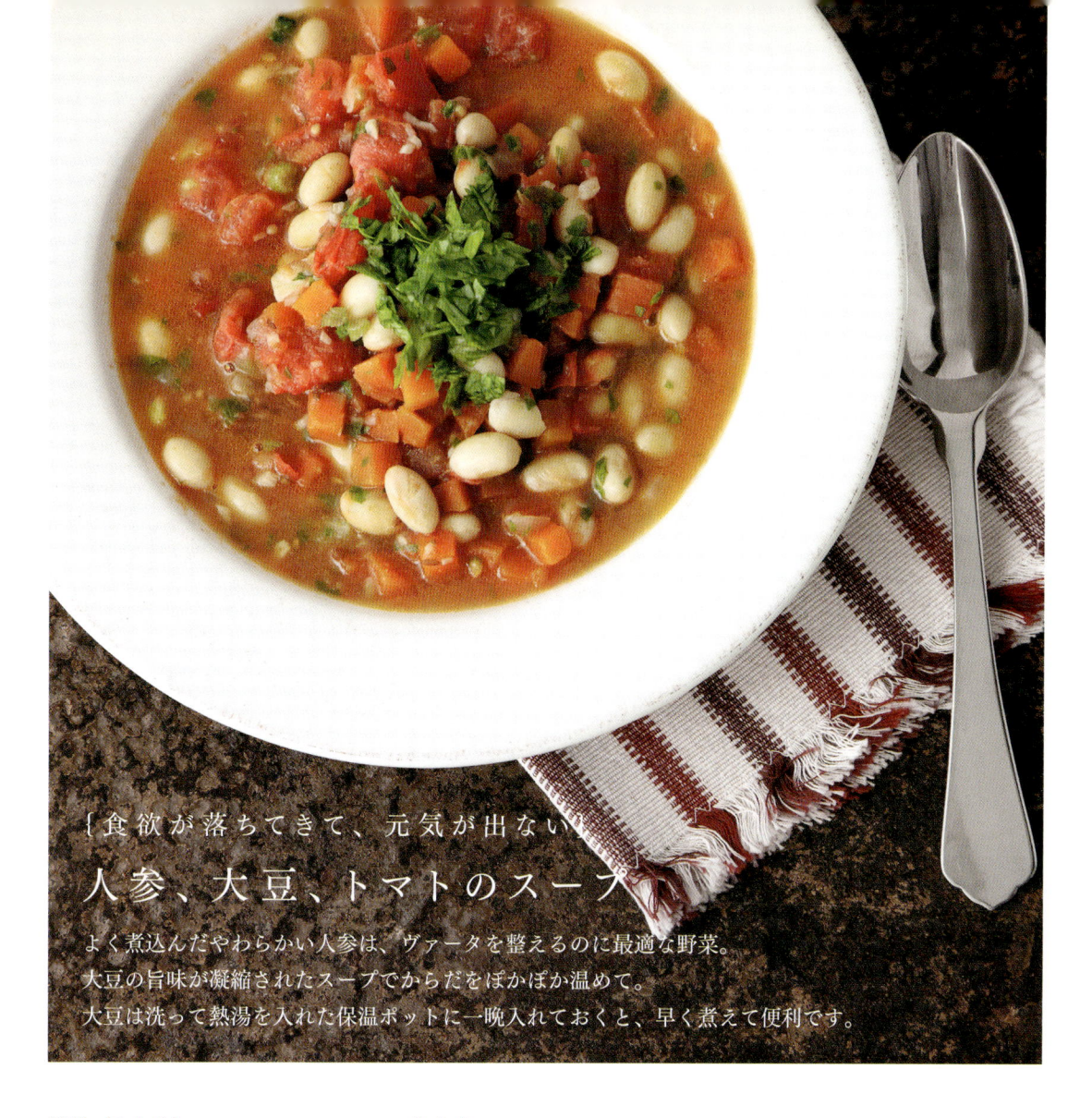

よく煮込んだやわらかい人参は、ヴァータを整えるのに最適な野菜。
大豆の旨味が凝縮されたスープでからだをぽかぽか温めて。
大豆は洗って熱湯を入れた保温ポットに一晩入れておくと、早く煮えて便利です。

材料（1人分）

大豆 …… 30g
人参 …… 100g
新玉ねぎ …… 100g
トマト …… 200g
にんにく …… ½かけ
セロリ …… 15g
マスタードシード …… 小さじ¼
クミンシード …… 小さじ½
コリアンダー …… 小さじ¼
ガラムマサラ …… 小さじ¼
ジンジャーパウダー …… 小さじ½
昆布だし …… 100cc
薄口醤油 …… 小さじ½
岩塩 …… 少々
ギー …… 大さじ1

作り方

1. 大豆は洗って熱湯を入れた保温ポットで一晩おく。
2. 人参は皮付きのまま1㎝角に、新玉ねぎは粗みじん切りにする。
   トマトはざく切りに、にんにく、セロリはみじん切りにする。
3. 鍋にギーとにんにくを熱し、マスタードシードとクミンシードを入れて
   パチパチ音がしてきたら玉ねぎを入れてよく炒める。
   人参、岩塩を加えてさらに炒め、大豆とだし、コリアンダーを入れて
   蓋をし、弱火で30分ほど煮る。水分が少なくなったら水（分量外）を足す。
4. トマトとセロリを加え、トマトをくずしながら煮る。
   薄口醤油、ガラムマサラ、ジンジャーパウダー、
   好みで岩塩を足して味を調える。火を止め、刻んだセロリの葉を飾る。

◎ 好みで岩塩を多めに使うとさらにいい

△ マスタードシードとガラムマサラを減らし、
ギーとコリアンダーを増やすといい

◎ 大豆を減らし、ギーをひまわり油に代えて、
おろししょうがや黒胡椒を加えるともっといい

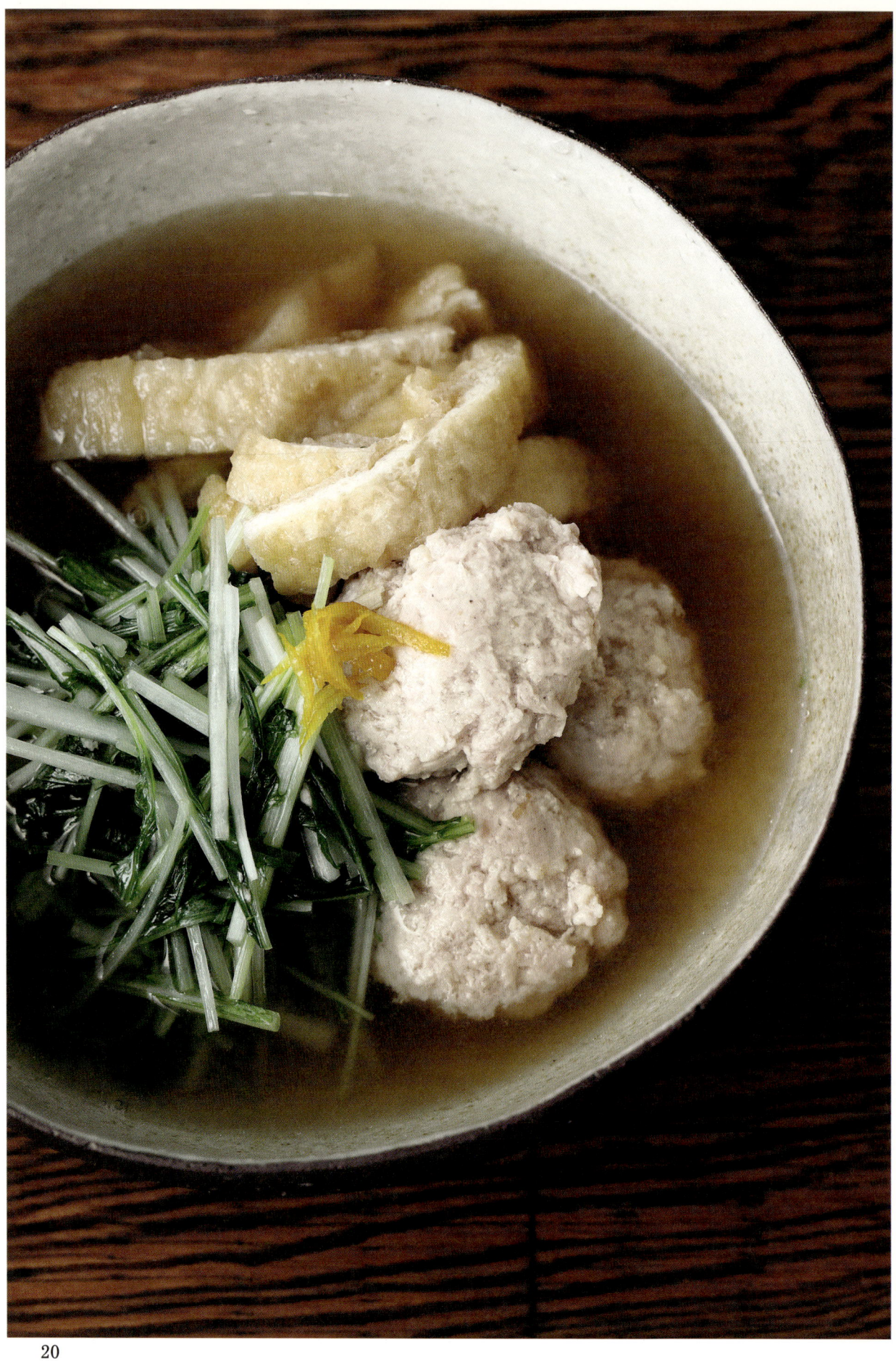

{ 冷え性、お通じが悪い }

鶏団子と水菜とお揚げのスープ

ヴァータが乱れて、からだが冷えているときにおすすめ。
鶏肉の旨味が口に広がる、ほっこりとしたスープです。
シンプルながら滋味深い味に仕上がります。

材料（1人分）

鶏団子
- 鶏ミンチ ⋯⋯ 60g
- かつお昆布だし ⋯⋯ 大さじ1
- おろししょうが ⋯⋯ 小さじ½
- 岩塩・胡椒 ⋯⋯ 少々
- 葛粉 ⋯⋯ 小さじ1

油揚げ ⋯⋯ 20g

水菜 ⋯⋯ ¼束
かつお昆布だし ⋯⋯ 200cc
酒 ⋯⋯ 大さじ1
薄口醤油 ⋯⋯ 小さじ1
みりん ⋯⋯ 小さじ½
岩塩 ⋯⋯ 適量
柚子の皮 ⋯⋯ ひとかけ

作り方

1. 鶏団子の材料をボウルに入れよく混ぜ、3等分にする。
2. 油揚げは熱湯で油抜きして5mm幅の細切り、水菜は4cm長さに、柚子の皮は千切りにする。
3. 鍋にだしを温め、鶏団子と酒を加える。火が通り、アクを取ったら薄口醤油、みりん、油揚げを加えて味を調え（足りなければ岩塩を足す）、水菜を入れてサッと煮たら火を止める。柚子の皮を添えてできあがり。

- ◎ できあがりにギーを少し加えるとさらにいい
- ◎ 好みでギーを少し加えるか、岩塩を多めに使うとさらにいい
- ◯ 夕食のメインにし、ごはんを少なめにするととてもいい

{ からだがむくむ }

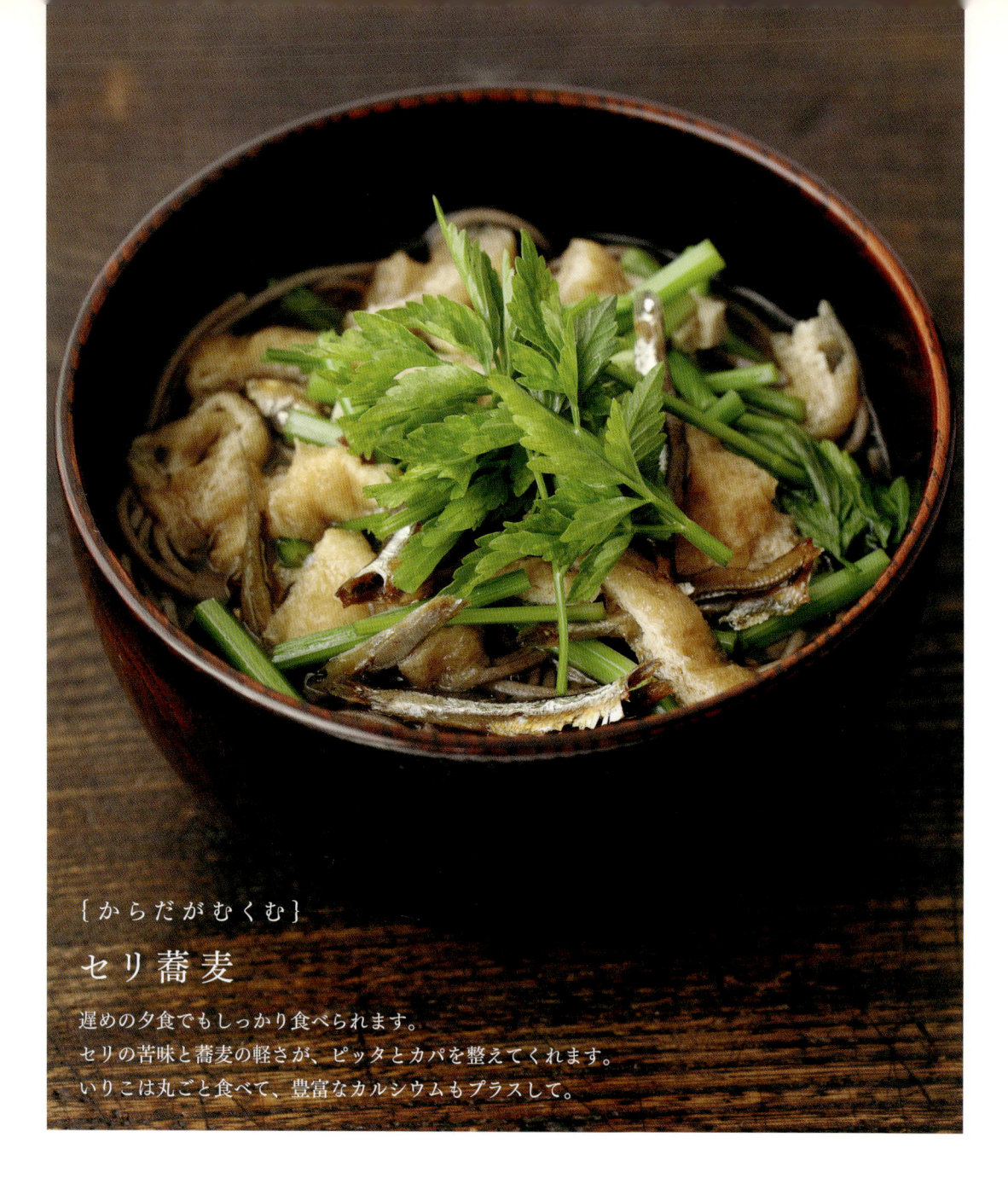

セリ蕎麦

遅めの夕食でもしっかり食べられます。
セリの苦味と蕎麦の軽さが、ピッタとカパを整えてくれます。
いりこは丸ごと食べて、豊富なカルシウムもプラスして。

材料（1人分）

油揚げ …… 30g
セリ …… 1/4束
いりこ …… 5g
昆布だし …… 250cc
蕎麦 …… 1束
A 酒 …… 大さじ1
　 醤油 …… 大さじ1
　 みりん …… 大さじ1
　 岩塩 …… 少々

作り方

1. 油揚げは熱湯をかけて油抜きし、1cm幅に切る。セリは3cm長さに切る。
2. いりこは頭とはらわたを取り除き、鍋に昆布だしと一緒に入れて火にかける。
3. 2のアクを取ってAを加え、油揚げとセリの茎の部分を加える。
4. 蕎麦をゆでて器に入れて3を注ぎ、セリの葉を飾る。

○ セリを少なくするともっといい

◎ セリを多く使うとさらにいい

◎ おろししょうがか黒胡椒を加えるとさらにいい

{便秘がち、お腹がゆるい}
れんこんのすり流し

ギーのコクがまろやかな、和食の概念を超えたすり流し。
すりおろしたれんこんがスープにとろみをつけ、満足感たっぷりのヘルシースープです。

材料（1人分）

れんこん …… 150g
鶏肉 …… 30g
岩塩 …… 適量
A 昆布だし …… 150cc
　酒 …… 大さじ1
　薄口醤油 …… 小さじ1
スナップえんどうかそら豆 …… 適量
おろししょうが …… 小さじ1
ギー …… 小さじ2

作り方

1. れんこんは皮をむき5分ほど水にさらした後、すりおろしてざるに上げる。鶏肉は小さめに切る。
2. 鍋にギーを熱し、鶏肉と岩塩ひとつまみを入れて炒める。肉の色が変わったらAを加えてアクを取り、軽くしぼったれんこんを加えて岩塩少々で味を調える。
3. 器に盛って、ゆでておいた豆類を飾り、おろししょうがを添える。好みで黒胡椒をふる。

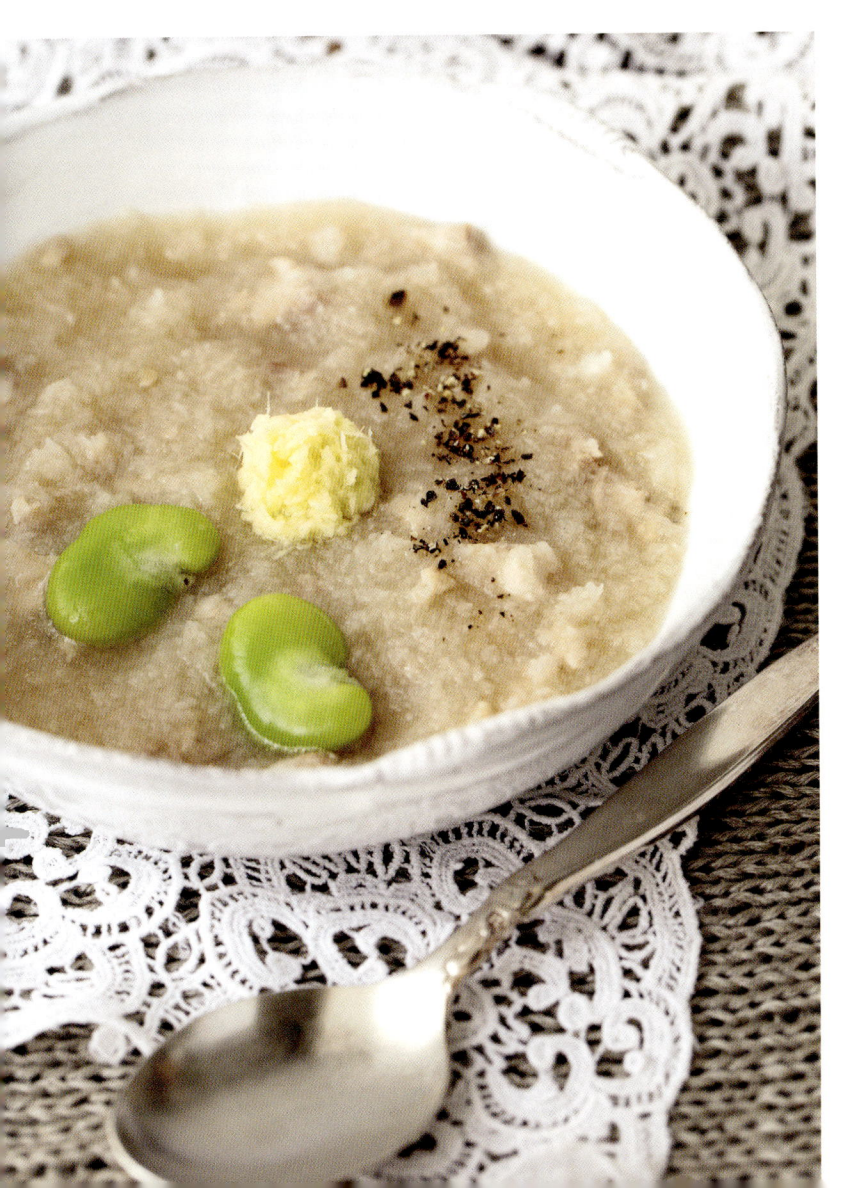

◎ ギーを多めに使うと排泄がもっとよくなる

◎ 塩は必ず白い岩塩を使うこと

△ おろししょうがを多めに使うか黒胡椒を使うといい

{便秘がちなうえ、からだもむくむ}

あさりと生海苔と春雨のスープ

海の香りが丸ごと味わえるシンプルなスープ。
薄口醤油はあさりの塩分によって加減して。
3つのドーシャを乱さずに、滋養をしっかり摂れる優しいスープです。

材料（1人分）

あさり …… 200g
しょうが …… 5g
春雨 …… 20g
生海苔 …… 大さじ2
薄口醤油 …… 小さじ1くらい
水 …… 200cc
ひまわり油 …… 大さじ1

作り方

1. あさりは塩水（3%）に入れ、1〜2時間ほど暗いところに置く。しょうがは千切りにする。春雨は長ければ切る。
2. フライパンに油としょうがを熱し、いい香りがしたらあさりを加え、水と春雨を入れて蓋をして煮る。
3. あさりの口が開いたら生海苔を加え、味を見ながら少しずつ薄口醤油を加える。好みで黒胡椒をふる。

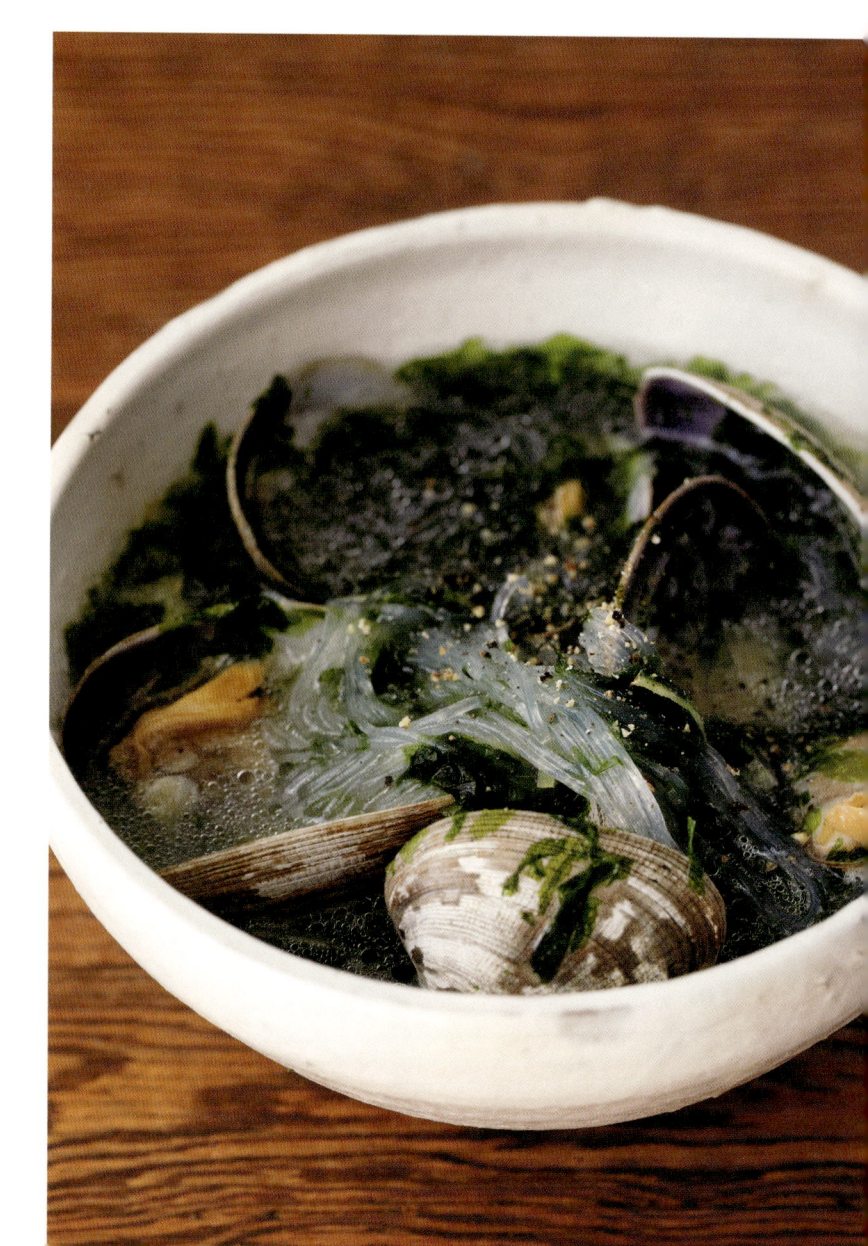

- ◎ 岩塩を加えるとさらにいい
- ◎ ギーを加えるとさらにいい
- ◎ 生海苔を減らし、しょうがを多く使うか、黒胡椒を加えるとさらにいい

{食欲がなく、からだがだるい}
あさりとキャベツの柚子胡椒スープ

春キャベツはカパの浄化に最適な野菜です。
魚介と肉が合わさると旨味が何倍にもふくらみ、シンプルな味付けでも充分美味しくなります。
味を調える薄口醤油はあさりの口が開いて味見をしてから。

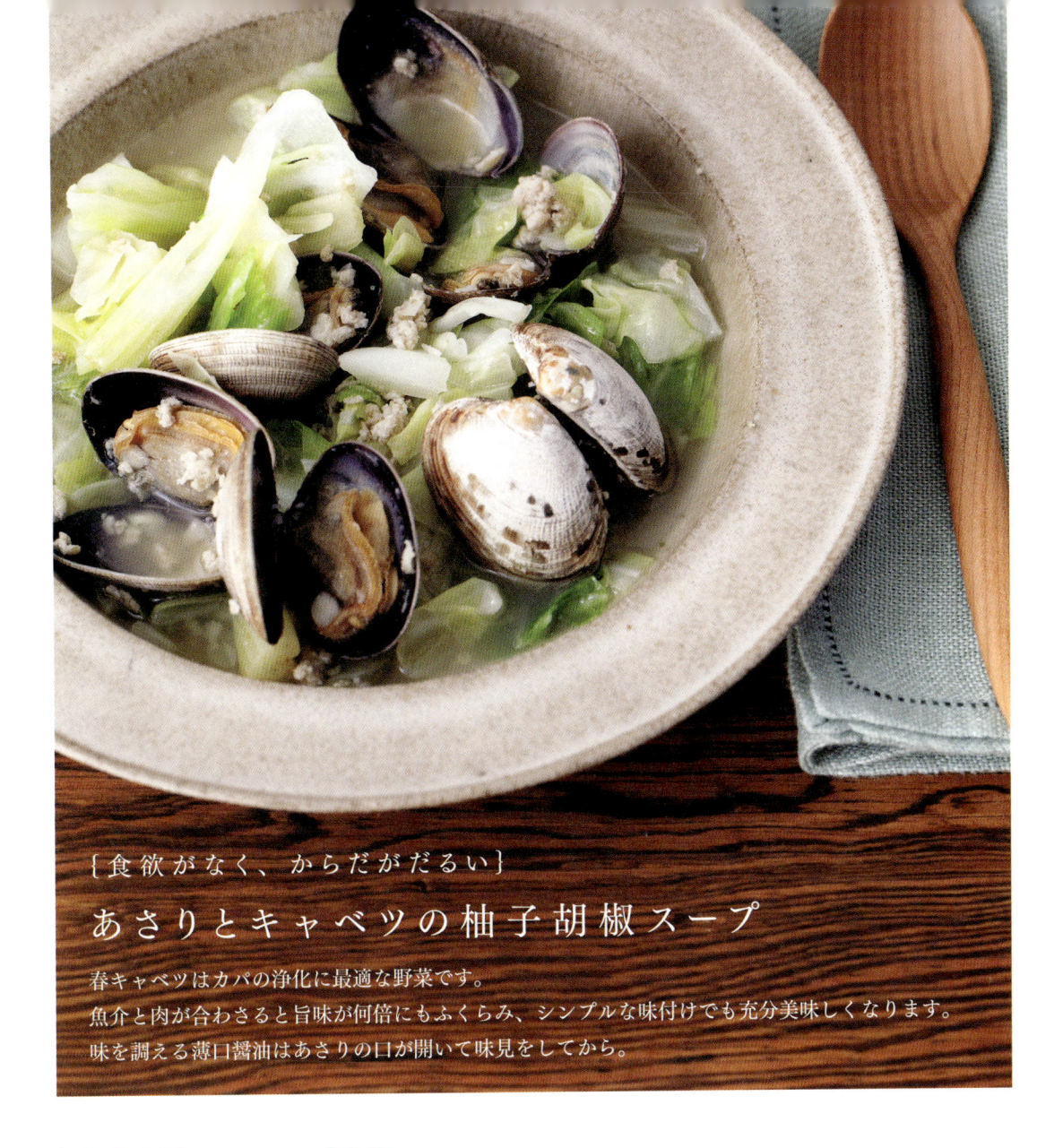

材料（1人分）

あさり …… 150g
鶏ミンチ …… 20g
春キャベツ …… 100g
セロリ …… 30g
にんにく …… 1/4 かけ
岩塩 …… ひとつまみ
水 …… 100cc
柚子胡椒 …… 少々
ひまわり油 …… 小さじ2

作り方

1. あさりは塩水（3%）に入れ、1〜2時間ほど暗いところに置く。
2. 春キャベツはざく切りに、セロリは筋を取って斜めスライス、にんにくはみじん切りにする。
3. 鍋に油とにんにくを入れて弱火にかけ、いい香りがしたら鶏ミンチと岩塩ひとつまみを加えて炒める。ミンチがパラパラになったらセロリを加え、軽く炒める。
4. 水、あさり、春キャベツを入れ、蓋をして煮る。あさりの口が開いたら柚子胡椒を加え、好みで薄口醤油を足す。

- 〇 キャベツは少量のひまわり油かギーで炒めるともっといい
- ◎ キャベツを少量のギーで炒めるとさらにいい
- ◎ おろししょうがを添えるか、黒胡椒を加えるとさらにいい

column.1

まじりっけなしのピュアオイルは命の源そのもの

ギー

ギーはすべての油の中でもっとも純粋な油とされており、オージャスに溢れています。
消化力を高め、3つのドーシャのバランスを整えてくれる万能油です。
家庭でも簡単に作れるので、ぜひ常備しておきましょう。

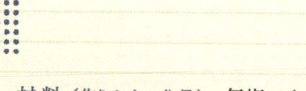

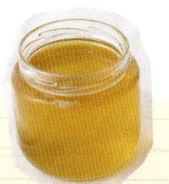

材料（作りやすい分量） 無塩バター……500g

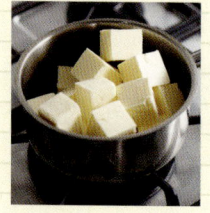

1. 無塩バターを鍋に入れる。

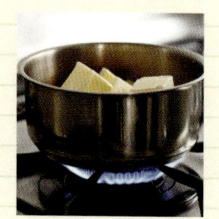

2. 中火にかける。

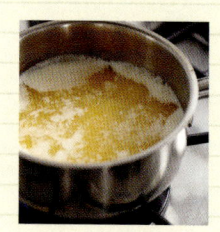

3. バターが溶け出し、表面に白いクリームが浮き出てくる。

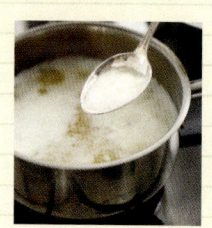

4. 火を弱めて、表面のクリームをスプーンですくいとる。

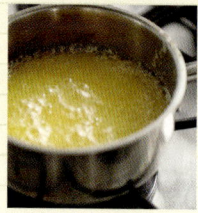

5. クリームの下に油ができている。最初はまだこんな色。

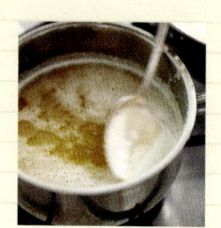

6. クリームの泡がなくなるまで、じっくり時間をかけて取り除く。

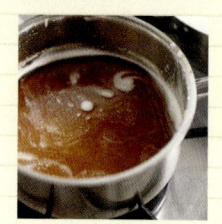

7. 油の色が透明になり、鍋底が焦げつき始めたら、火を止める。

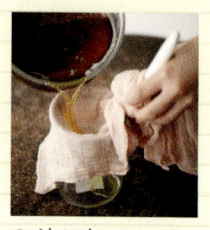

8. 油が冷めたら、ガーゼでこしてジャム瓶に移す。

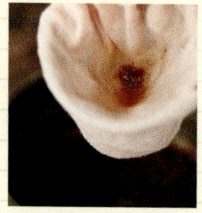

9. アクが取れて、きれいなギーができる。

- クリーム状の泡が細かくなっていく時、焦げやすくなるので気をつけてください。
- クリームをすくい取る時、全体をかき回さないように注意してください。
- 直射日光や高温の場所を避けて保存すれば、2ヵ月ほど使えます。
- 容器は350cc程度のジャム瓶をきれいに洗い完全に乾かしたものを使います。

梅雨のスープ
｛6月｝

梅雨は、気温の変化が目立ちヴァータが乱れやすい季節。
消化力が落ちてくるので、気温が高くても不用意に雨に濡れると
からだが冷えてしまいます。しっかり温まるスープを飲みましょう。

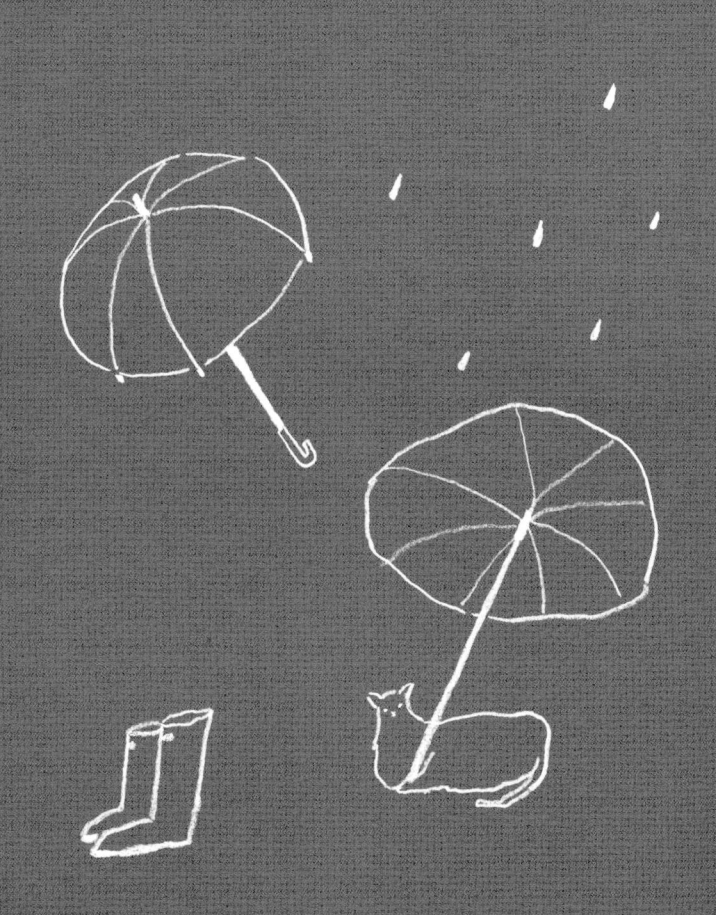

{ 気持ちが不安定で落ち込みやすい }

白アスパラガスとレモンのスープ

ほんのり苦い白アスパラガスの味にレモンの酸味がよく合います。
透明感のある白いスープがさわやか。消化がよくて、ほのかな酸味がヴァータを整えてくれます。

材料（1人分）

白アスパラガス …… 3〜4本（約150g）
ローリエ …… 小1枚
水 …… 200cc
岩塩 …… 適量
レモンスライス …… 2枚

作り方

1. 白アスパラガスはかたい部分の皮をピーラーでむき、3等分の長さに切る。
2. 鍋にアスパラガス、水、ローリエ、岩塩ひとつまみを入れて火にかける。アスパラガスがくたくたになるまで弱火で10分ほど蒸し煮にする。
3. ローリエを取り出し、ミキサーにかける（水分が少なければ水を足す）。鍋に戻して温め、岩塩少々で味を調える。
4. レモンスライスを浮かべてできあがり。レモンの皮は苦味が出るので食べる前に取り出す。

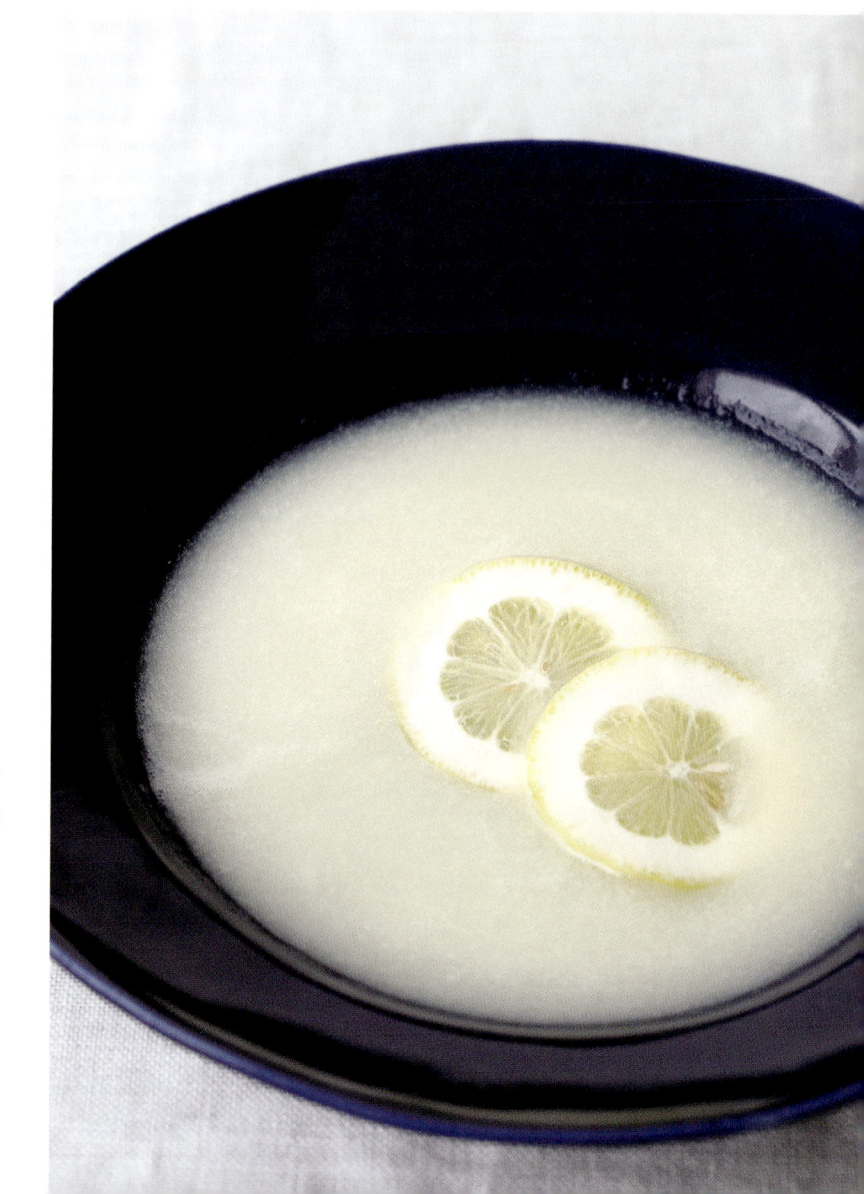

- ◎ レモンを多めにして酸味を強くするとさらにいい
- ○ 白アスパラガスの代わりにグリーンアスパラガスを使うともっといい
- ○ おろししょうがを使うか、黒胡椒の粉末を使うともっといい

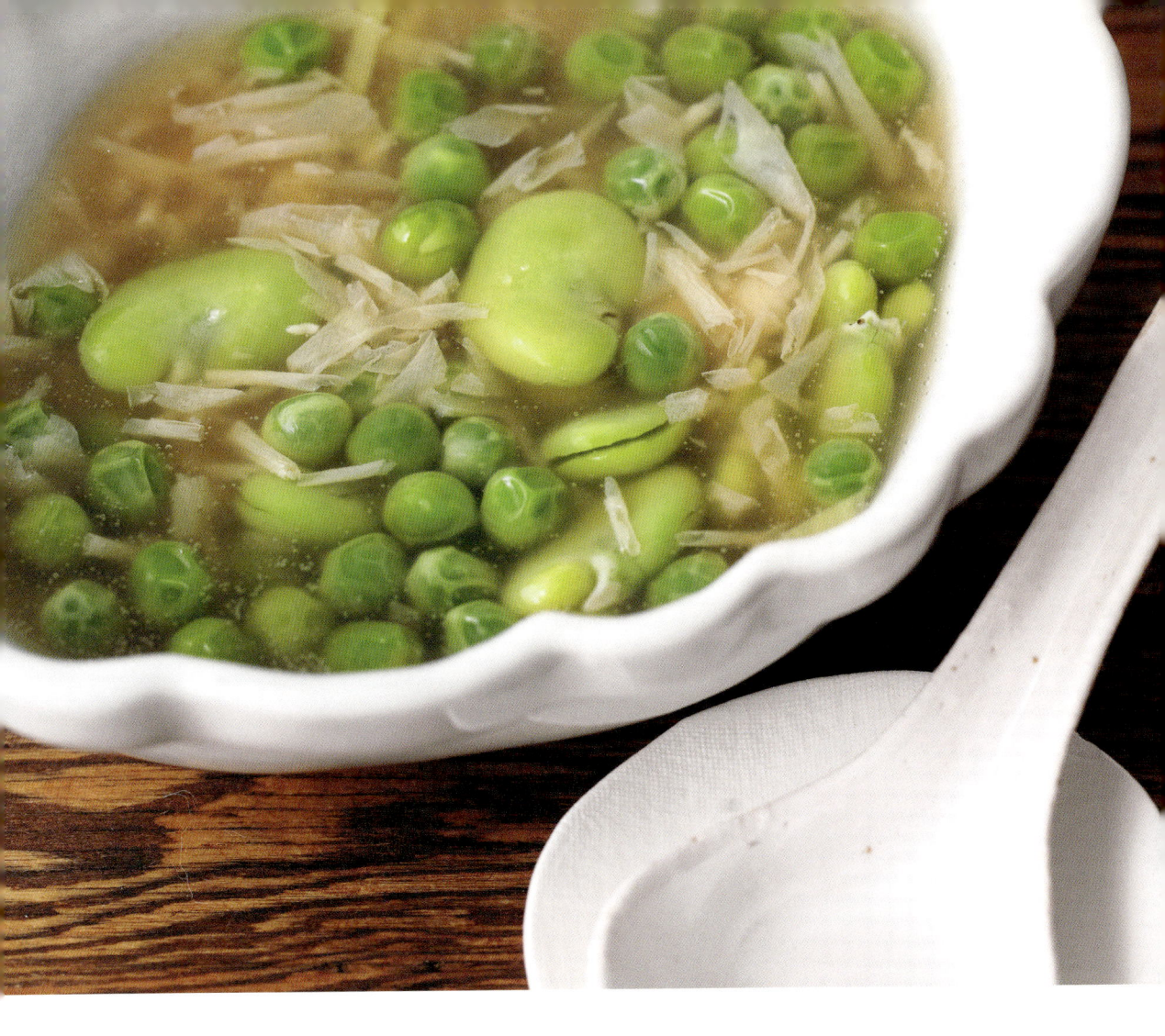

{胃腸が弱って、油っぽいものが食べられない}

そら豆とえんどう豆と湯葉のあんかけ

消化がとてもよく、ピッタを乱さずにからだを温めるスープ。
豆はやわらかくなりすぎないようにするのがコツです。
乾燥湯葉が便利ですが、あれば生湯葉がおすすめ。

材料（1人分）

そら豆（実のみ）…… 40g
えんどう豆（実のみ）…… 40g
昆布だし …… 150cc
A 酒 …… 大さじ1
　薄口醤油 …… 小さじ1・½
　みりん …… 小さじ2
乾燥湯葉 …… 5g
しょうが …… 3g
葛粉 …… 大さじ1
　（だし大さじ1で溶く）

作り方

1. そら豆、えんどう豆はゆでてざるに上げ、そら豆は薄皮をむく。
2. 鍋にだしとA、1を入れて温める。乾燥湯葉と千切りにしたしょうがを入れ、だしで溶いた葛粉を加えてとろみをつける。

○ 好みでギーを加えるともっといい

◎ しょうがを少なめにするとさらにいい

◎ 好みでしょうがを少し多めに使うとさらにいい

{ やる気も元気も出ない }

えんどう豆とブロッコリーのスープ

そろそろ暑くなってきたときに、ピッタを整える最良のレシピ。
シンプルながら深い味わいです。美しいグリーンとミントのさわやかさがポイントです。

材料（1人分）

ブロッコリー …… 100g
えんどう豆（実のみ）…… 40g
豆乳 …… 50cc
岩塩 …… 適量
昆布だし …… 100cc
オリーブオイル …… 小さじ1
ミントの葉（あれば）…… 1〜2枚

作り方

1. ブロッコリーは小さめに刻む。
2. だし、えんどう豆、ブロッコリー、岩塩ひとつまみを鍋に入れて火にかけ、蓋をして野菜がやわらかくなるまで煮る。
3. 2と豆乳をミキサーにかけ、鍋に戻して温め、岩塩で味を調える。
4. 器に盛り、オリーブオイルをかけミントの葉を飾る。

- オリーブオイルをひまわり油に代えるともっといい
- 好みでミントを多めに使うとさらにいい
- ミントが苦手なら、おろししょうがか黒胡椒を使うとさらにいい

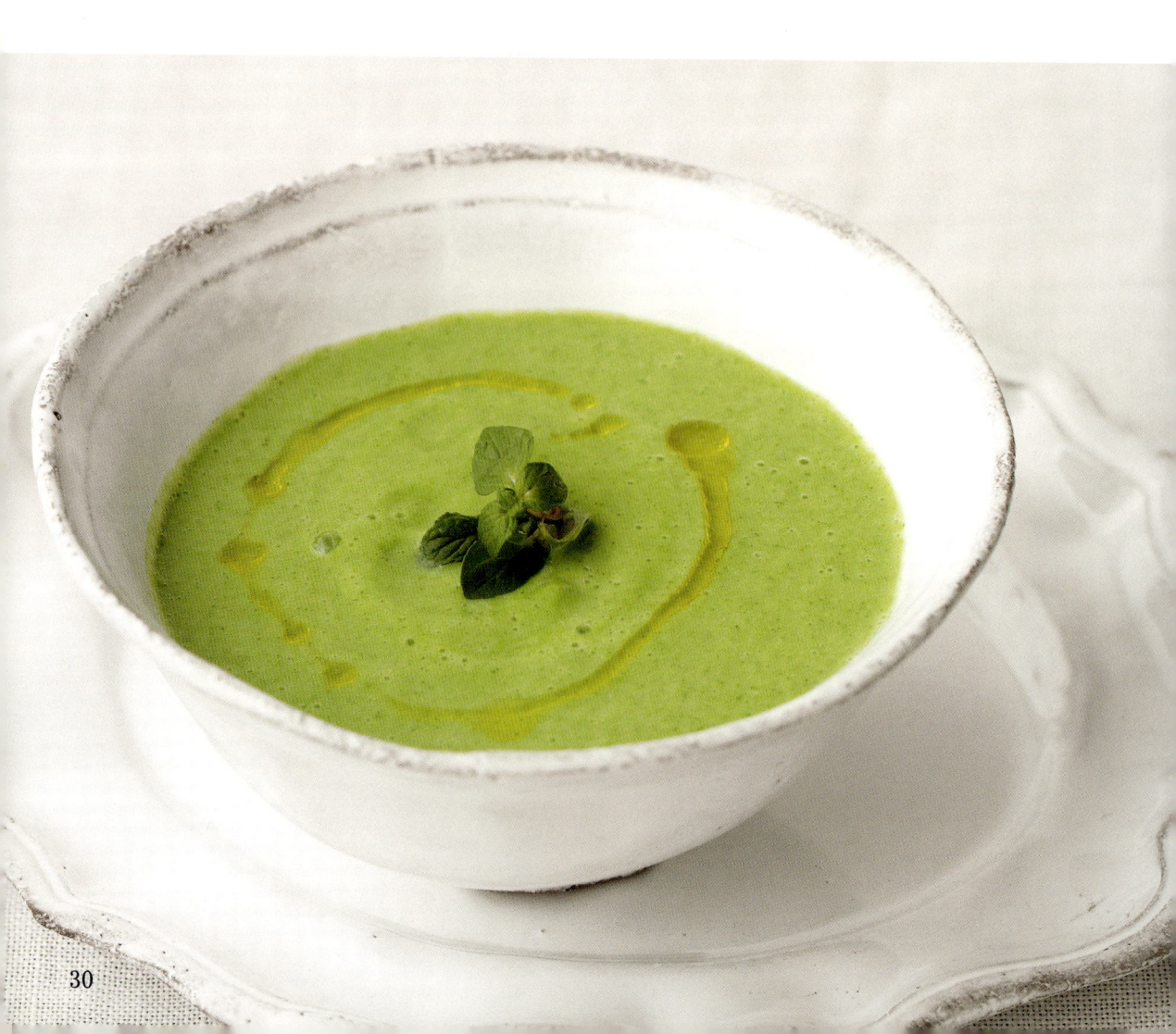

{体力が落ちている}

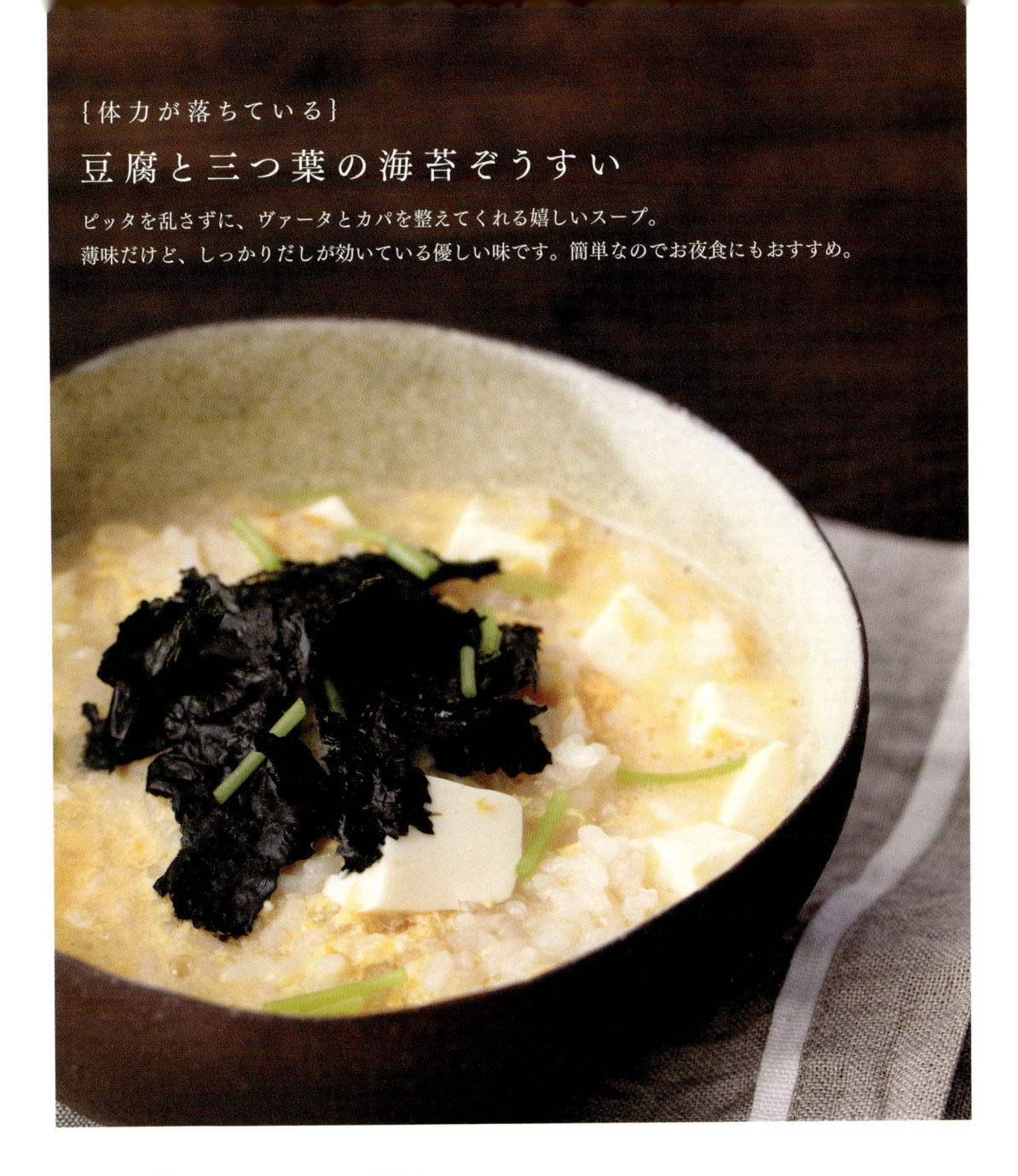

豆腐と三つ葉の海苔ぞうすい

ピッタを乱さずに、ヴァータとカパを整えてくれる嬉しいスープ。
薄味だけど、しっかりだしが効いている優しい味です。簡単なのでお夜食にもおすすめ。

材料（1人分）

ごはん …… お茶碗に軽く1膳分
絹豆腐 …… 70g
卵 …… 1個
三つ葉 …… 少々
焼海苔 …… 2枚
薄口醤油 …… 小さじ1
岩塩 …… 適量
かつお昆布だし …… 150cc

作り方

1. 鍋にだしを入れて温め、薄口醤油と岩塩ひとつまみを加える。
   ごはんと豆腐を加え、豆腐を軽くくずしながら温める。
   味をみて、足りなければ岩塩を足す。
2. 溶いた卵をまわしかけ、半熟状態で三つ葉を散らして火を止める。
   器に盛り、ちぎった焼海苔をのせる。

- ◎ 玄米ごはんにするとさらにいい
- ◎ 好みで三つ葉を多めに使うとさらにいい
- ○ 刻みしょうがを加えたり、押し麦を混ぜた麦ごはんにするともっといい

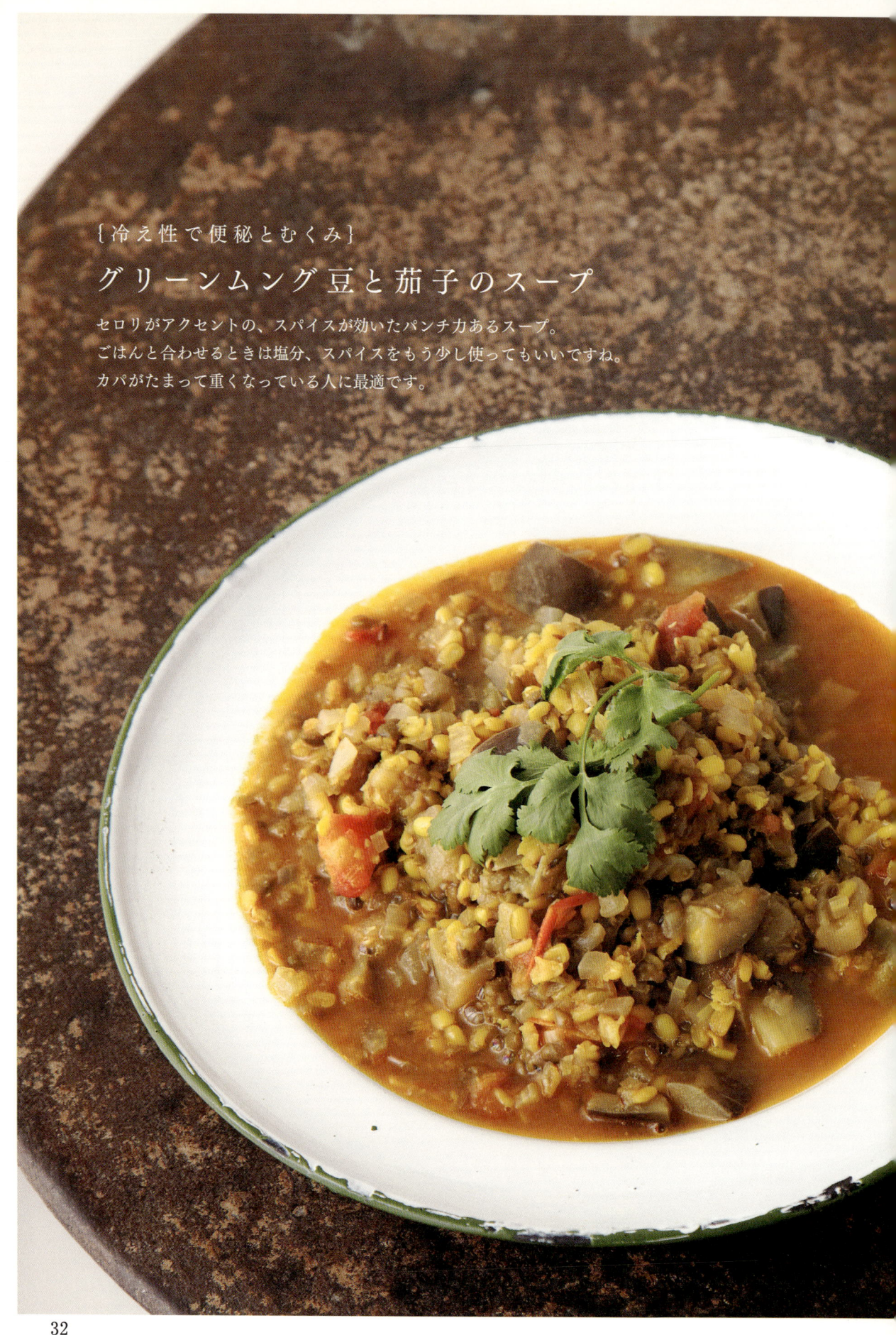

{冷え性で便秘とむくみ}
グリーンムング豆と茄子のスープ

セロリがアクセントの、スパイスが効いたパンチ力あるスープ。
ごはんと合わせるときは塩分、スパイスをもう少し使ってもいいですね。
カパがたまって重くなっている人に最適です。

{からだが火照って熱い}

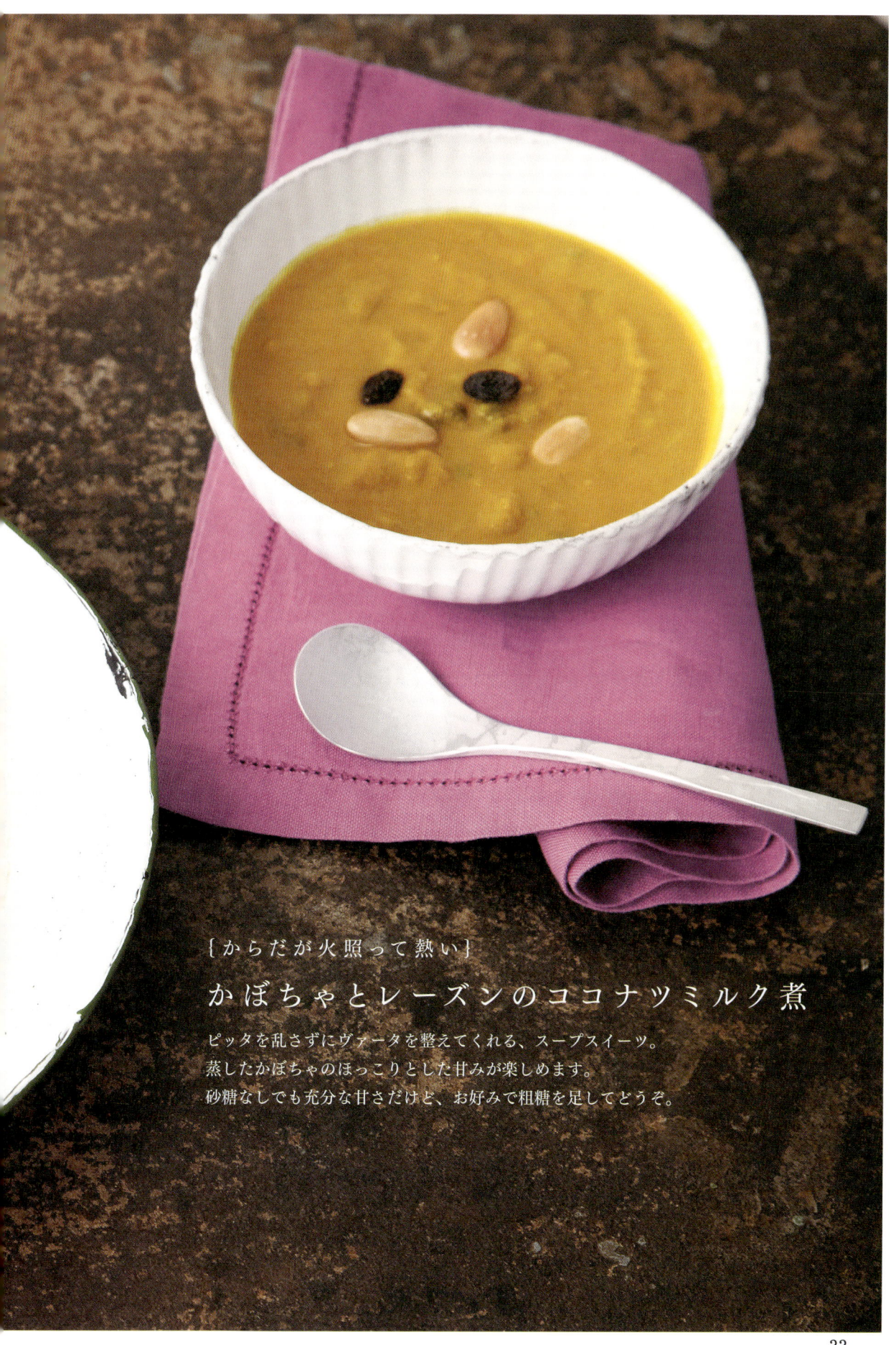

かぼちゃとレーズンのココナツミルク煮

ピッタを乱さずにヴァータを整えてくれる、スープスイーツ。
蒸したかぼちゃのほっこりとした甘みが楽しめます。
砂糖なしでも充分な甘さだけど、お好みで粗糖を足してどうぞ。

グリーンムング豆と茄子のスープ

材料（1人分）

茄子 …… 1本（100g）
セロリ …… 40g
新玉ねぎ …… 100g
トマト …… 100g
グリーンムング豆 …… 50g
クミンシード …… 小さじ ½
A ターメリック …… 小さじ ½
　コリアンダー …… 小さじ ¼
　レッドペッパー …… 小さじ ⅛
B ジンジャーパウダー …… 小さじ ½
　ガラムマサラ …… 小さじ ¼
薄口醤油 …… 小さじ ½
岩塩 …… 適量
昆布だし …… 100cc
ひまわり油 …… 小さじ 2

作り方

1. 茄子は2cm角に切り、岩塩少々をふって10分ほど置いて水気をふく。セロリはみじん切り、新玉ねぎは粗みじん切り、トマトはざく切りにする。
2. 鍋にひまわり油を熱し、クミンシードを炒めてパチパチ音がしたら玉ねぎとセロリ、岩塩ひとつまみを加え、しっかり炒める。
3. 茄子とトマトを加えてよく炒め、洗ったムング豆、だし、Aを加えて蓋をし、30分ほど煮る。
4. 豆がやわらかくなったらBを入れ、薄口醤油と岩塩小さじ¼～½で味を調えて火を止める。トマトの皮が気になるようなら取り除く。あればパクチーを飾る。

🌲 ◎ 好みで岩塩を多めに使うとさらにいい

🔥 △ レッドペッパーとジンジャーパウダーを減らし、ターメリックとコリアンダーを多く使うといい

💧 ◎ ひまわり油の代わりにギーを使うとさらにいい

かぼちゃとレーズンのココナツミルク煮

材料（1人分）

かぼちゃ（わたと種を除く）…… 150g
アーモンド（ロースト）…… 10g
ドライレーズン …… 30g
ココナツミルク …… 100cc
シナモン …… 小さじ ¼
水 …… 少々

作り方

1. かぼちゃは皮を薄くむいて2cm角に切る。アーモンドは水にしばらく浸けて薄皮をむく。
2. 水少々とかぼちゃを鍋に入れ、蓋をしてやわらかくなるまで蒸す（途中水分が少なければ足す）。
3. ココナツミルク、レーズンを加え、かぼちゃを粗くくずしながら温め、最後にシナモンを混ぜる。
4. 器に盛り、アーモンドを添える。

🌲 ◎ 好みでシナモンを多めに使うとさらにいい

🔥 ◎ シナモンを少なくするとさらにいい

💧 ◎ 好みでシナモンを多めに使うともっといい。もっと甘くしたいときは、氷砂糖を使うといい

[疲れやすく、冷えやすい]
人参のポタージュ

ヴァータを整えて、ピッタとカパの乱れにも効果のある優れたスープ。
ギーで炒めることで、ブイヨンやコンソメを使わなくても
充分な旨味が楽しめます。

材料（1人分）

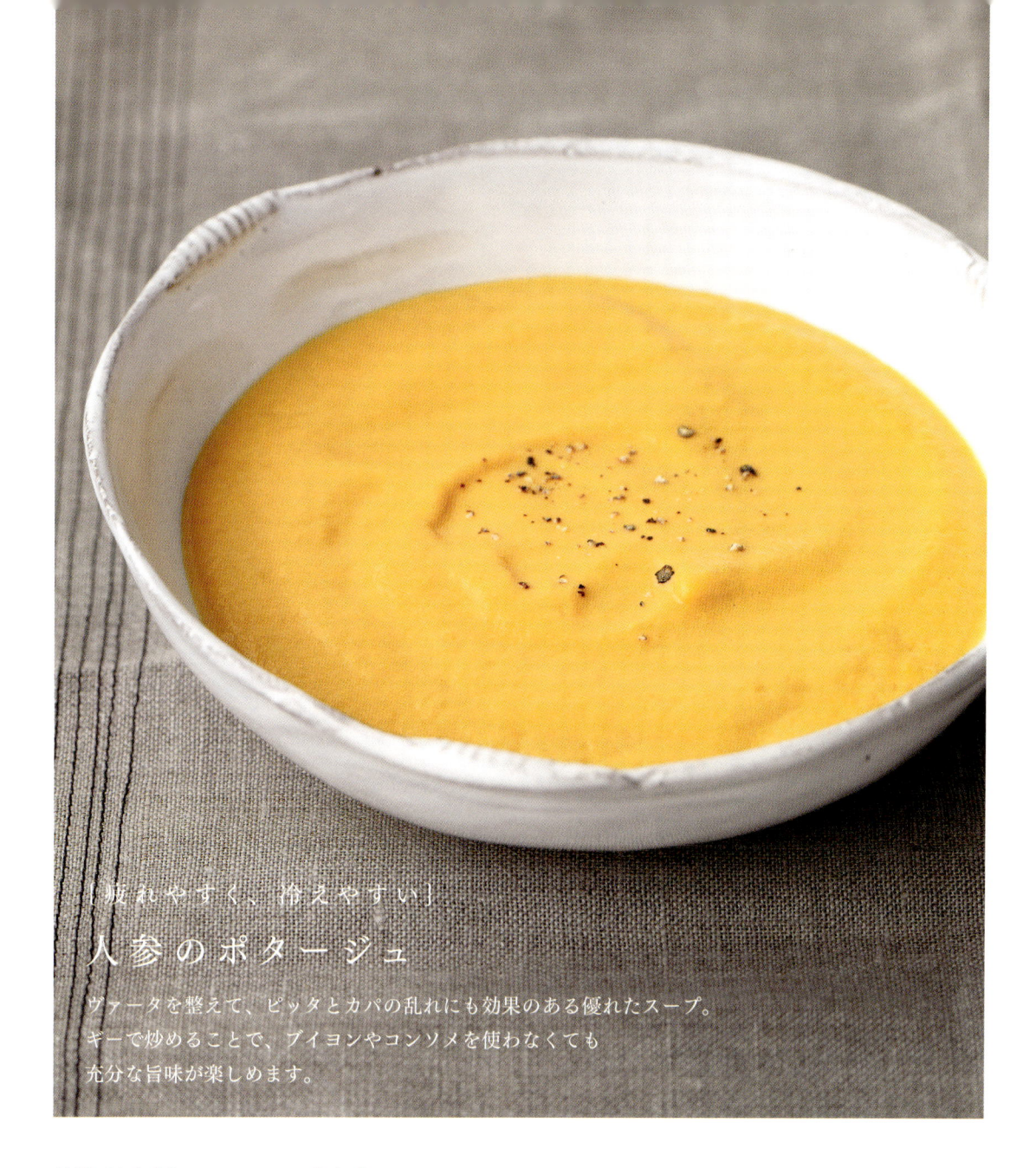

人参 …… 小1本（150g）
にんにく …… ⅛かけ
豆乳 …… 100cc
岩塩 …… 適量
昆布だし …… 50cc
ギー …… 大さじ1
黒胡椒 …… 少々

作り方

1. 人参は皮付きのまま1.5㎝角に切る。にんにくはみじん切りにする。
2. 鍋にギーとにんにくを入れて弱火にかけ、いい香りがしたら
   人参と岩塩ひとつまみを入れてよく炒める。
   だしを加えて蓋をし、弱火で10〜15分ほど煮る。
3. 人参がやわらかくなったら豆乳と一緒にミキサーにかけ、
   鍋に戻して温める。岩塩で味を調え、好みで黒胡椒をふる。

- 好みで岩塩を多めに使うとさらにいい
- ギーを多めに使うともっといい
- 黒胡椒を加えるといい

column.2

毒出しに効くスパイス辞典

この本のレシピでもよく使われているスパイスのお話です。
スパイスは味付けにバリエーションを与えるだけでなく、実にさまざまな効能があるのです。

白い岩塩
海塩にくらべミネラルが豊富で、ピッタとカパを乱さずに、ヴァータを整えてくれます。

白胡椒
黒胡椒と比べ、辛味が穏やか。ヴァータとピッタを乱しにくいのが特徴です。

黒胡椒
辛味が強く、白胡椒よりもカパを整える力が強いのが特徴。とくに粉末がカパによいです。

フェンネルシード
甘味と辛味があり、3つのドーシャを整えます。消化を促す効果があります。

クミンパウダー
辛味と苦味があり、ヴァータとカパを整えます。消化を促す効果があります。

ターメリック
辛味、苦味、渋味があり、ピッタとカパを整えます。血液をきれいにしてくれます。

マスタードシード
辛味がありますが、炒めることで甘味が出ます。ピッタを強め、消化力を高めます。

シナモン
甘味、辛味、苦味があり、ヴァータとカパを整えます。多く使うとピッタを乱します。

コリアンダー
甘味、渋味があり、ピッタとカパを整えます。消化を促す効果があります。

サフラン
甘味、辛味、苦味があり、ヴァータとカパを整えます。女性のからだを温めます。

ジンジャーパウダー
辛味が強く、ヴァータとカパを整えますが、多いとピッタを乱します。消化を促します。

クローブ
辛味と苦味があり、ヴァータとカパを整えますが、多いとピッタを乱します。

レッドペッパー
辛味が強く、多く使うと3つのドーシャすべてを乱すので、使いすぎないのがコツ。

カルダモン
甘味、辛味、少しの渋味があり、ヴァータとカパを整え、消化を促す効果があります。

夏のスープ
｛7・8月｝

夏は暑さからピッタが乱れやすい季節。
消化力も落ちるので、胃腸に優しく、
そしてからだを少し冷やしてくれるスープが合っています。

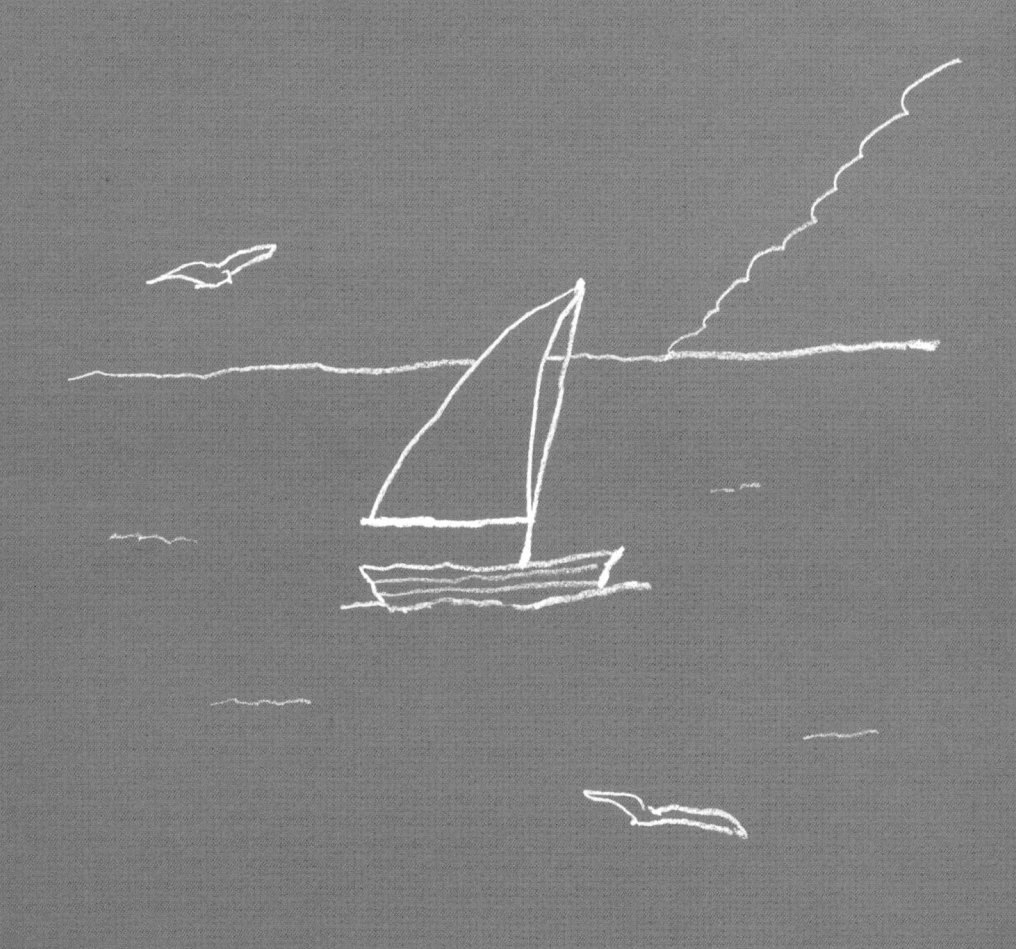

{からだが火照る}

クレソンとカッテージチーズ、干し貝柱のスープ

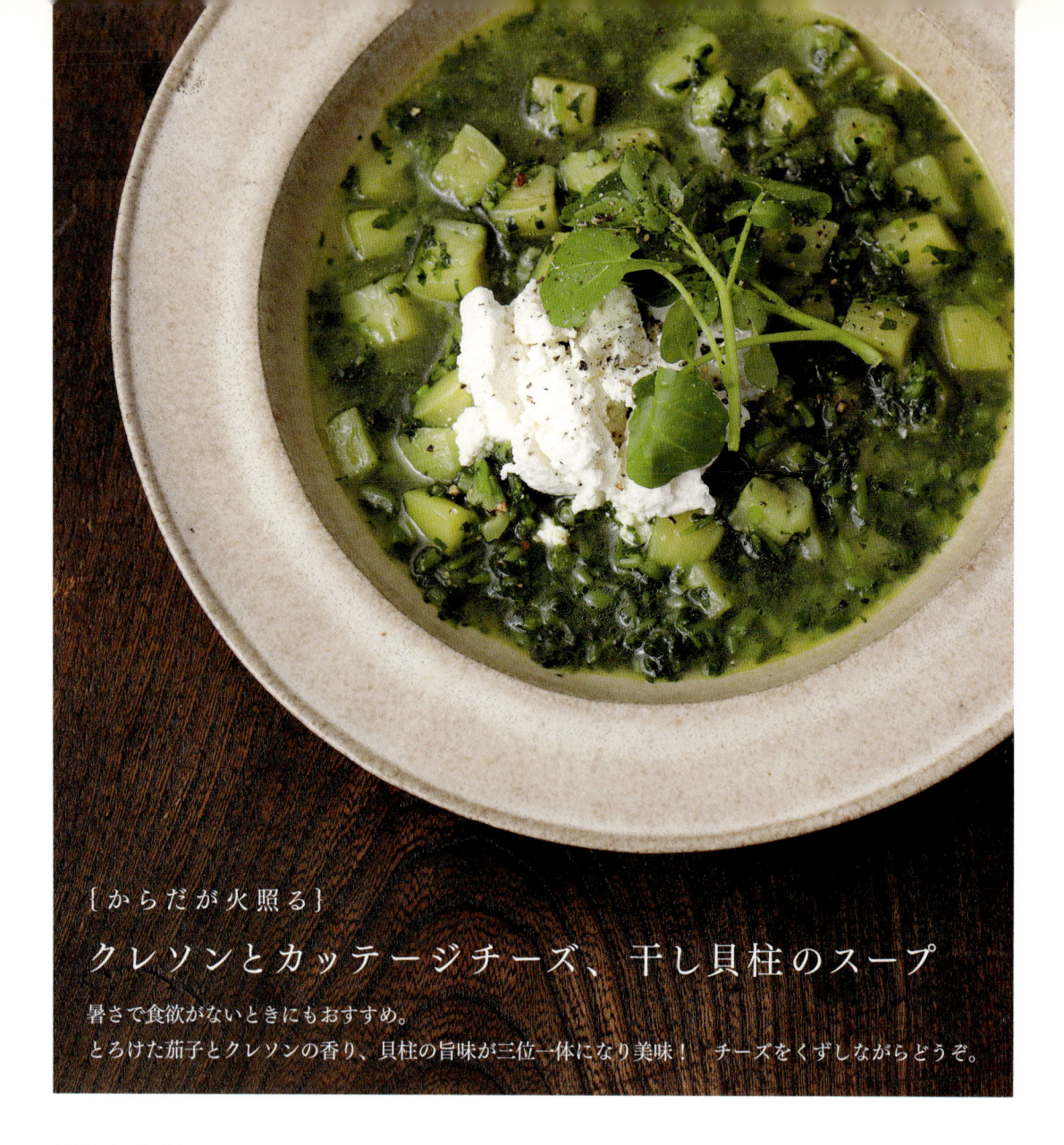

暑さで食欲がないときにもおすすめ。
とろけた茄子とクレソンの香り、貝柱の旨味が三位一体になり美味！ チーズをくずしながらどうぞ。

材料（1人分）

クレソン …… 1束
茄子 …… 小1本
干し貝柱スープ …… 150cc
カッテージチーズ …… スープスプーン山盛り1杯
岩塩 …… 適量
薄口醤油 …… 小さじ½
黒胡椒 …… 適量
オリーブオイル …… 大さじ1

作り方

1. クレソンはみじん切り（飾り用に少し残す）に、茄子は皮をむいて1cm角に切って水にさらす。
2. 鍋にオリーブオイルを熱し、クレソン、茄子、岩塩ひとつまみを入れてよく炒める。
3. 干し貝柱スープ（貝柱も入れてよい）と薄口醤油を加え、茄子がとろっとするまで煮る。好みで岩塩を足す。
4. 器に盛り、カッテージチーズと飾り用のクレソンを添え、黒胡椒をふる。

- 🌿 ○ オリーブオイルの代わりにひまわり油を使うとさらにいい
- 🔥 ◎ 好みでクレソンを多めに使うとさらにいい
- 💧 ◎ オリーブオイルの代わりにひまわり油を使うとさらにいい

{便秘気味で疲れが取れない}
アスパラガスとチーズのスープリゾット

チーズのふくよかな香りと塩気、ギーのコクが決め手。
そら豆を加えても美味しく、見た目も美しいです。食欲が落ちて、夏バテ気味の人に最適なメニューです。

材料（1人分）

- アスパラガス …… 2本（70g）
- セロリ …… 20g
- 玉ねぎ …… 50g
- にんにく …… ¼ かけ
- 白米 …… ¼ カップ
- パルミジャーノ …… 適量
- ローリエ …… 1枚
- 岩塩 …… 適量
- 水 …… 250cc
- ギー …… 大さじ1

作り方

1. アスパラガスは根元近くのかたい部分はピーラーでむき、穂先2cmを残して1cm幅の輪切りにする。セロリ、玉ねぎ、にんにくはみじん切りにする。米は洗ってざるに上げる。
2. 鍋にギーとにんにくを熱してセロリと玉ねぎをしっかり炒め、アスパラガスの輪切りと岩塩ひとつまみ、米を加えて炒める。
3. 全体に油がよくまわったら水とローリエを入れ、弱火で米が好みのかたさになるまで煮る。ローリエを取り出しアスパラガスの穂先を入れて軽く煮、岩塩で味を調える。
4. 皿に盛り、パルミジャーノを削ってかける。

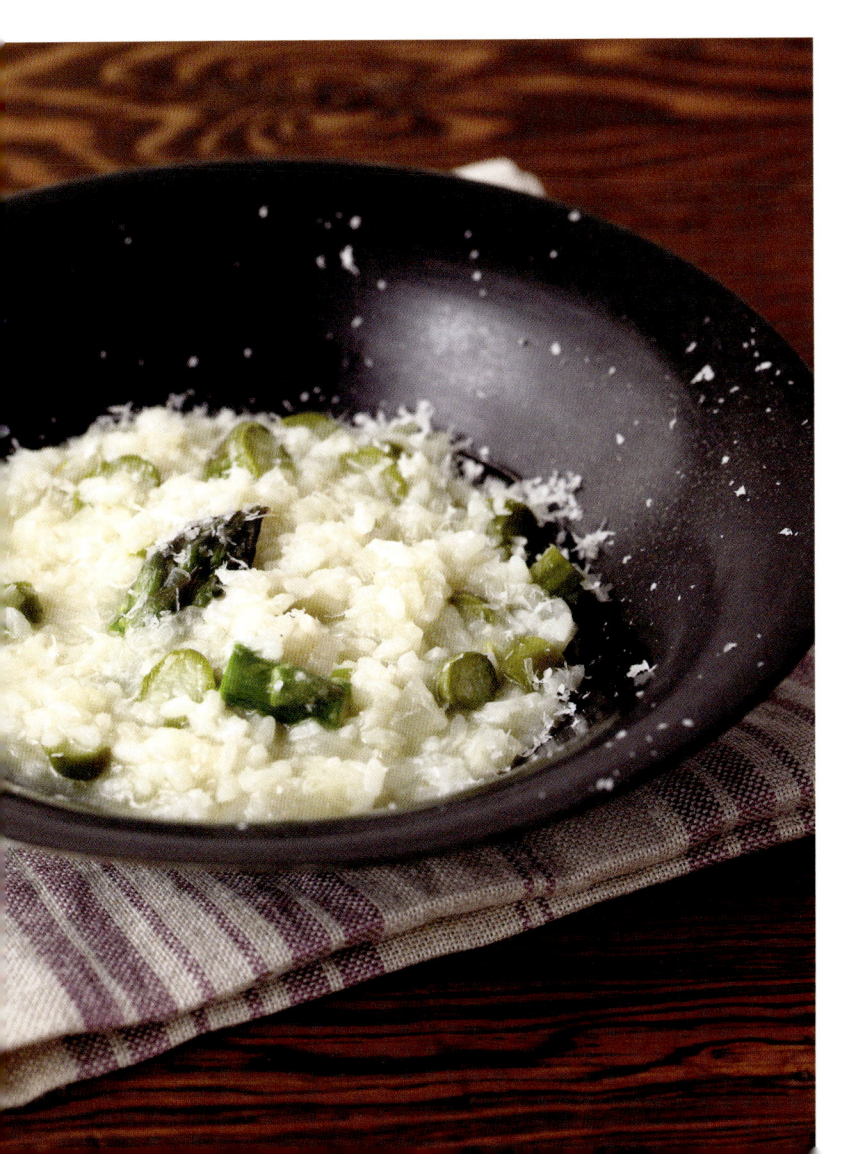

◎ 好みで岩塩を多く使うとさらにいい

◎ ギーを多めに使うとさらにいい

△ 米をインディカ米にし、黒胡椒を加えるといい

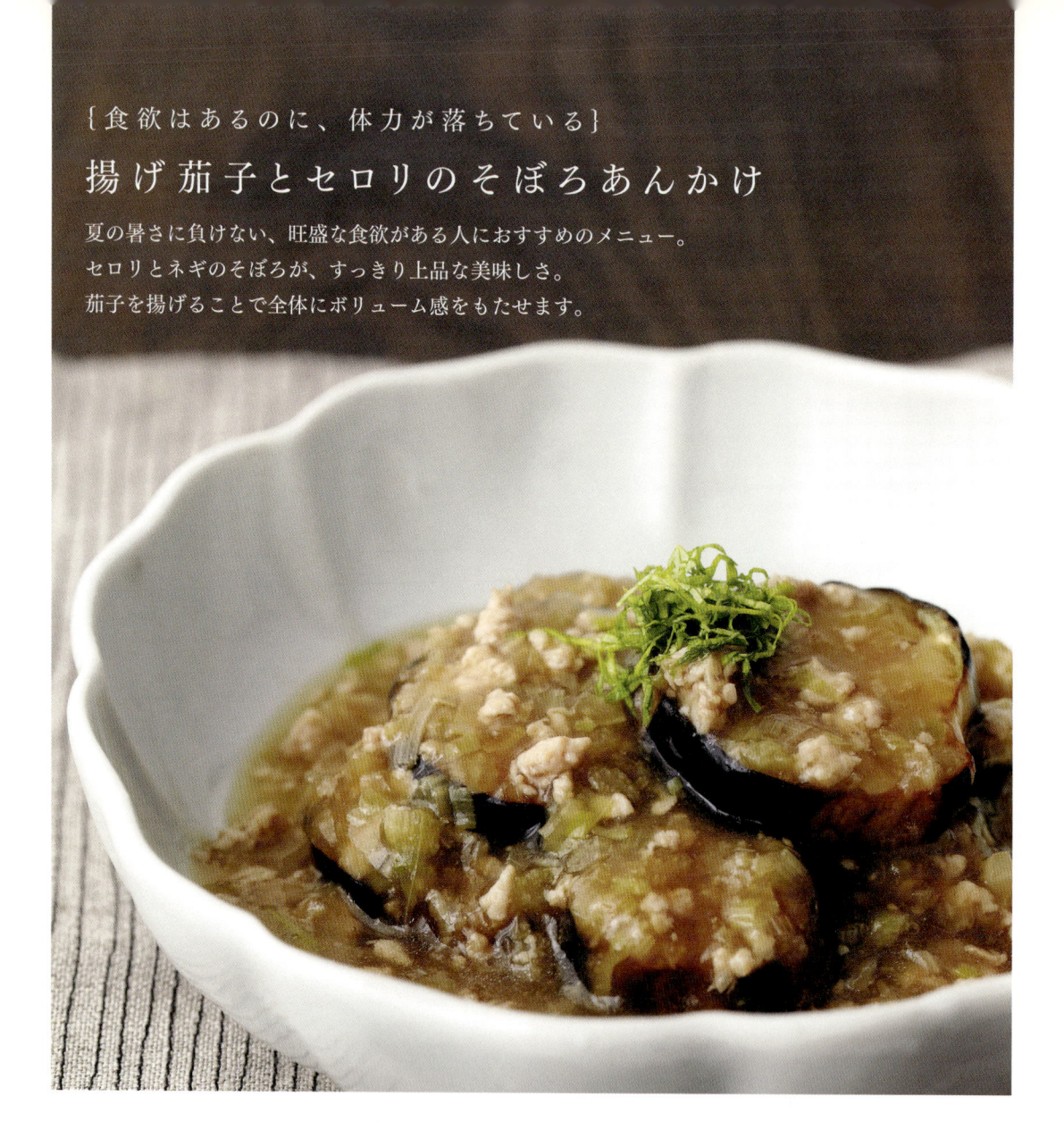

{食欲はあるのに、体力が落ちている}

揚げ茄子とセロリのそぼろあんかけ

夏の暑さに負けない、旺盛な食欲がある人におすすめのメニュー。
セロリとネギのそぼろが、すっきり上品な美味しさ。
茄子を揚げることで全体にボリューム感をもたせます。

材料（1人分）

- 茄子 …… 1本
- セロリ …… 30g
- 白ネギ …… 5cm
- 鶏ミンチ …… 30g
- A 昆布だし …… 100cc
  - しょうが汁 …… 小さじ½
  - 醤油 …… 小さじ2
  - 酒 …… 大さじ1
  - みりん …… 小さじ1
- 葛粉 …… 大さじ1
  （だし大さじ1で溶く）
- 岩塩 …… 適量
- ギー …… 小さじ2
- 揚げ油 …… 適量

作り方

1. 茄子はストライプ状に皮をむいて1cm厚さの輪切りにし、岩塩少々をふって5～10分おき、水気をよく拭く。セロリ、白ネギはみじん切りにする。
2. 鍋にギーを熱しセロリとネギをよく炒め、鶏ミンチ、岩塩ひとつまみを加えてパラパラになるまで火を通す。
3. Aを加えたら、アクを取り葛粉でとろみをつける。
4. 小さなフライパンに1cmくらいの油を熱し、うっすら揚げ色がつくまで茄子を揚げ焼きし、器に盛って3をかける。

- ◎ 茄子をひまわり油で揚げ、ギーを多めに使うとさらにいい
- ◎ 茄子をオリーブオイルで揚げ、ギーを多めに使うとさらにいい
- ○ 茄子をひまわり油で揚げ、しょうが汁を多めに使うともっといい

{ クーラー冷えで疲れやすい }

モロヘイヤと豆腐のスープ

モロヘイヤの粘り気でつるっと喉を通り、食欲のないときにも簡単に作れて元気が出ます。
ピッタを乱さずに、ヴァータを整えてくれるスープです。

材料（1人分）

モロヘイヤ …… 1束
干し貝柱スープ …… 200cc
絹豆腐 …… 60g
おろししょうが …… 小さじ1
薄口醤油 …… 小さじ½
岩塩 …… 適量

作り方

1. モロヘイヤは葉だけをサッとゆでて水で洗い、みじん切りにする。
2. 鍋にスープ（貝柱も）、モロヘイヤ、岩塩ひとつまみを入れて温める。
3. 全体に馴染んでとろみが出たら、豆腐、おろししょうが、薄口醤油を加え、豆腐を粗くくずしながら温める。足りなければ岩塩で味を調える。

- 🌲 ◎ 好みで岩塩を少し多くするともっといい
- 🔥 ◎ 岩塩を入れずに、素材のままの味を楽しむとさらにいい
- 💧 △ おろししょうがを多めに使うといい

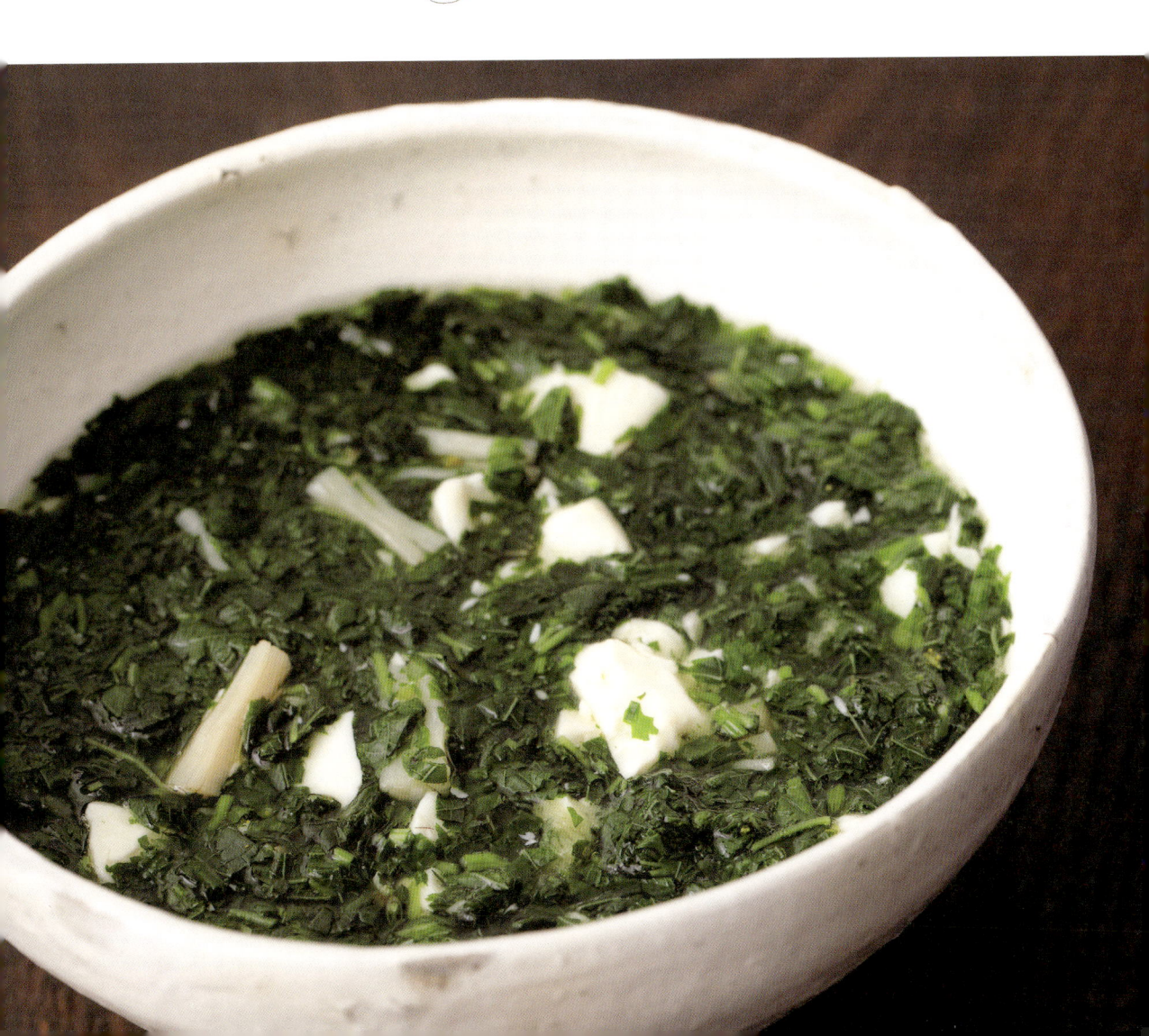

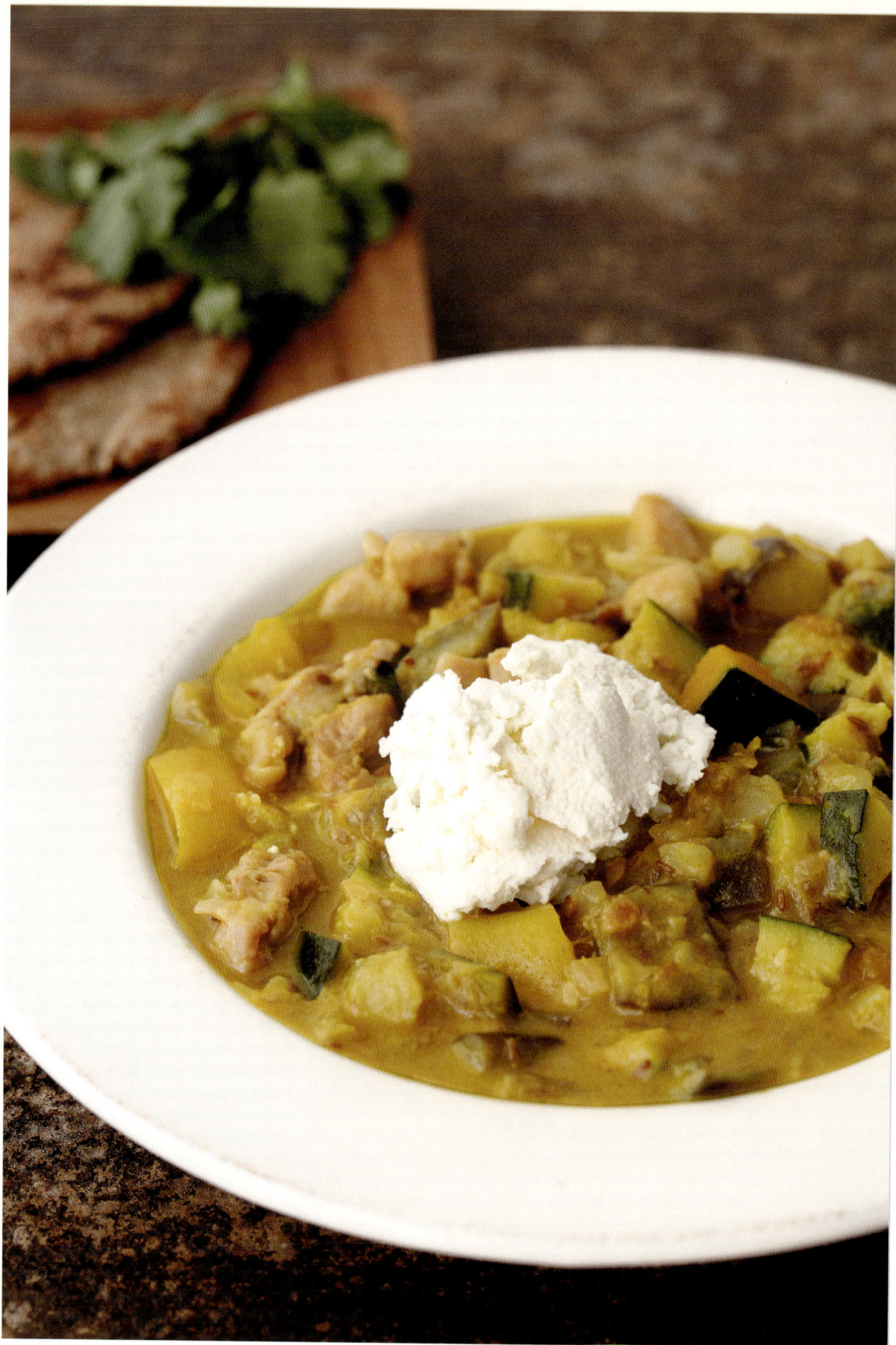

｛夏バテで食欲がない｝

夏野菜のココナツカレースープ

夏、辛いものが食べたいときもこれならOK。
かぼちゃは必ず入れて、家にある夏野菜をたっぷり加えて作ってください。
カッテージチーズとの相性も抜群です。

材料（1人分）

鶏肉 …… 50g
ズッキーニ …… ⅓本
パプリカ …… 30g
かぼちゃ …… 50g
茄子 …… 小1本
玉ねぎ …… 100g
しょうが …… 10g
クミンシード …… 小さじ½

A ターメリック …… 小さじ1
　コリアンダー …… 小さじ½
　レッドペッパー …… 小さじ⅛
B ココナツミルク …… 100cc
　ガラムマサラ …… 小さじ½
　薄口醤油 …… 小さじ½
水 …… 100cc
岩塩 …… 適量
カッテージチーズ …… スープスプーン山盛り1杯
ギー …… 大さじ1

作り方

1. 鶏肉は小さめに切り、野菜は全て1cm角に切る。しょうがはみじん切りにする。
2. 鍋にギーを熱しクミンシードを入れ、パチパチ音がしたら玉ねぎとしょうがを加えてよく炒める。鶏肉と残りの野菜を全て入れ、岩塩ひとつまみと一緒に炒める。
3. 鶏肉の色が変わったら水とAを加え、野菜がやわらかくなるまで煮込む。Bを加え、岩塩で味を調える。
4. 器に盛ってカッテージチーズをのせ、あればチャパティとパクチーを添える。

- ◎ クミンシードとガラムマサラ、ギーを多めに使うとさらにいい
- ◎ レッドペッパーを減らし、ターメリックとコリアンダーを多めに使うとさらにいい
- ◎ しょうがとレッドペッパーを多めにし、カッテージチーズを低脂肪乳で作るとさらにいい

{暑くてからだが火照り、体力がない}

ココナツと鶏肉のスープ

鶏肉とココナツの旨味がしっかりしていて美味しい、
夏にぴったりのタイ風スープです。
ヴァータとカパを乱さずに上手にからだを冷やす、ピッタ対策レシピ。

材料（1人分）

鶏肉 …… 60g
ズッキーニ …… 1/2本
しょうがスライス …… 1枚
レモングラス …… 1本
A ココナツミルク …… 150cc
　昆布だし …… 100cc
ナンプラー …… 小さじ 1/4 〜 1/2
岩塩 …… ひとつまみ
ギー …… 小さじ 1

作り方

1. 鶏肉は一口大に、ズッキーニは 1.5cm 角に切る。
2. 鍋にギーを熱して鶏肉、ズッキーニ、岩塩ひとつまみを入れて炒め、鶏肉に火が通ったらしょうが、レモングラス、A を加えて煮込む。
3. ナンプラーで味を調え、好みで生のパクチー、レモンを添える。

- ギーで炒めたスライスにんにくひとかけらを加えるともっといい
- 好みでパクチーを多めに使うとさらにいい
- しょうがを多く使うともっといい

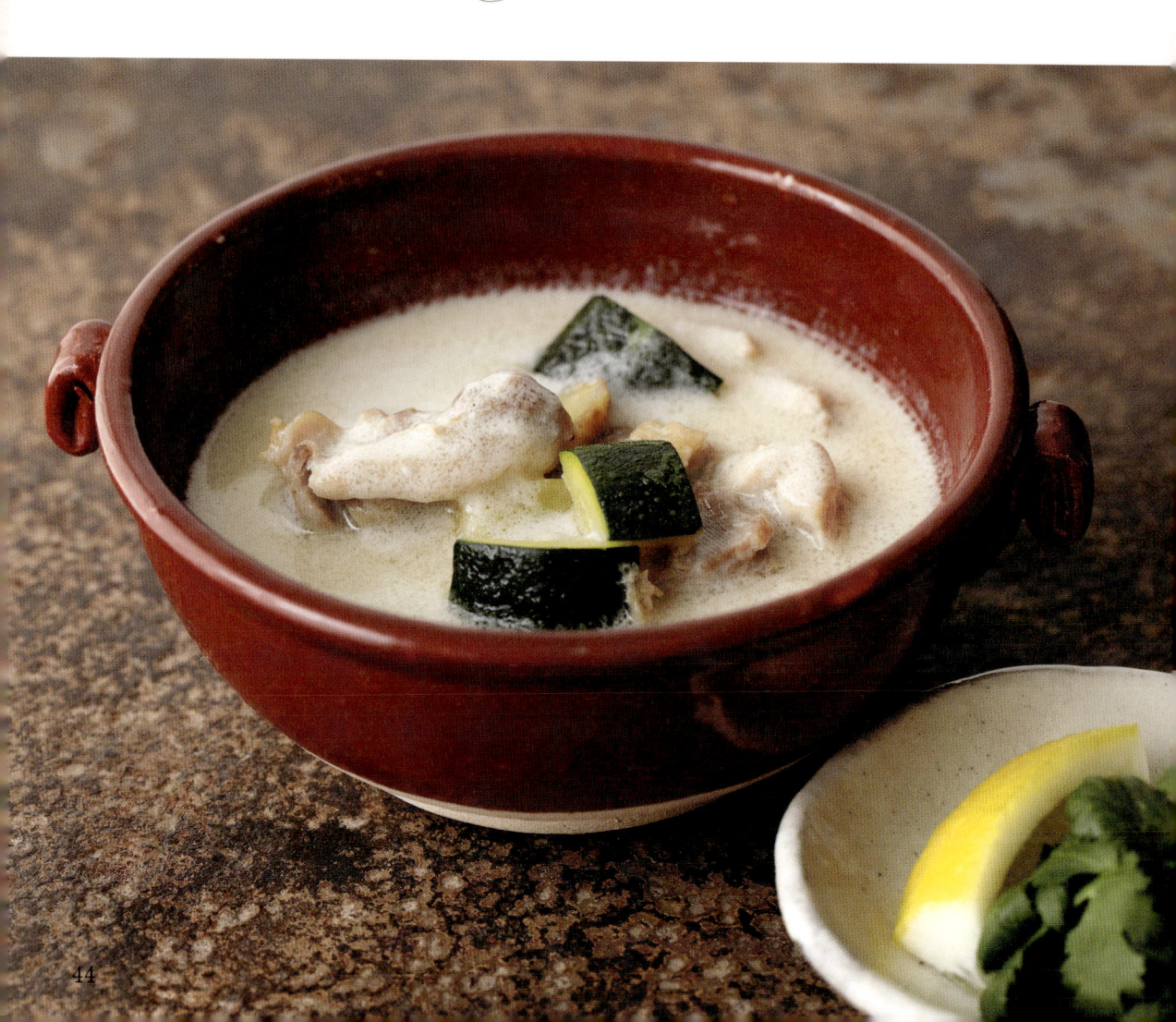

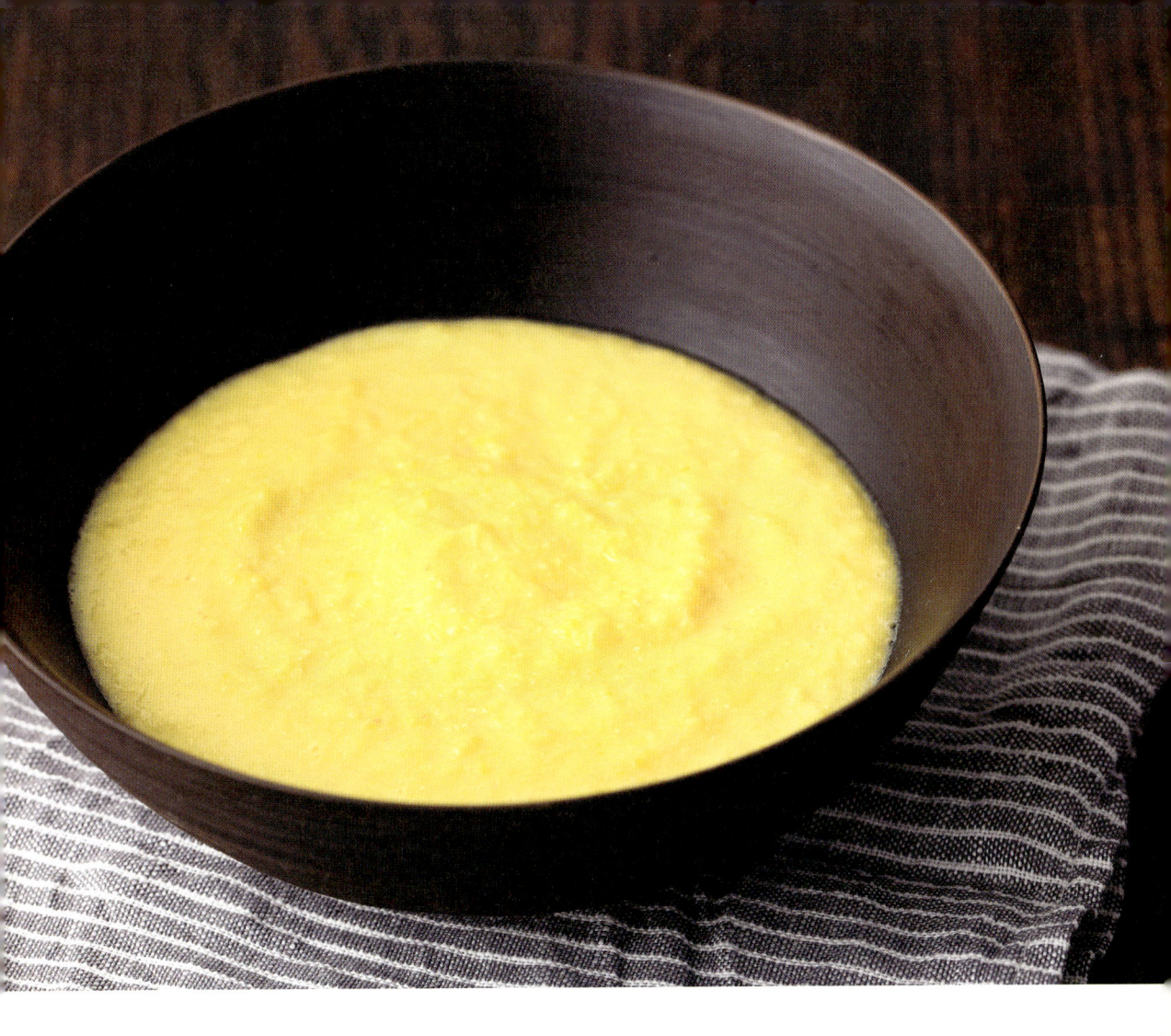

{ むくんでからだがだるい }

とうもろこしのすり流し

ピッタを乱さずにカパを整えてくれるスープ。
とうもろこしそのものの甘味と旨味を味わうために、
芯は捨てずに煮出してだしにしましょう。

材料（1人分）

とうもろこし ……1本
昆布だし ……150cc
岩塩 ……適量

作り方

1. とうもろこしは包丁で実をそぎ落とす。芯は3〜4cm幅に切る。
2. 鍋にだしと1を入れて10分ほど蒸し煮にする。
3. 2の芯を取り除いてからミキサーにかける。好みで岩塩ひとつまみを足す。

- 少量のギーを加えるとさらにいい
- 少量のギーを加えるともっといい
- おろししょうがを加えるともっといい

column. 3

新鮮なチーズが簡単に……
カッテージチーズ

作りたての新鮮なカッテージチーズは、消化にもよく、ヴァータのバランスを整えてくれる優れものです。いろいろなメニューに合わせることができるので、ぜひ作ってみましょう。

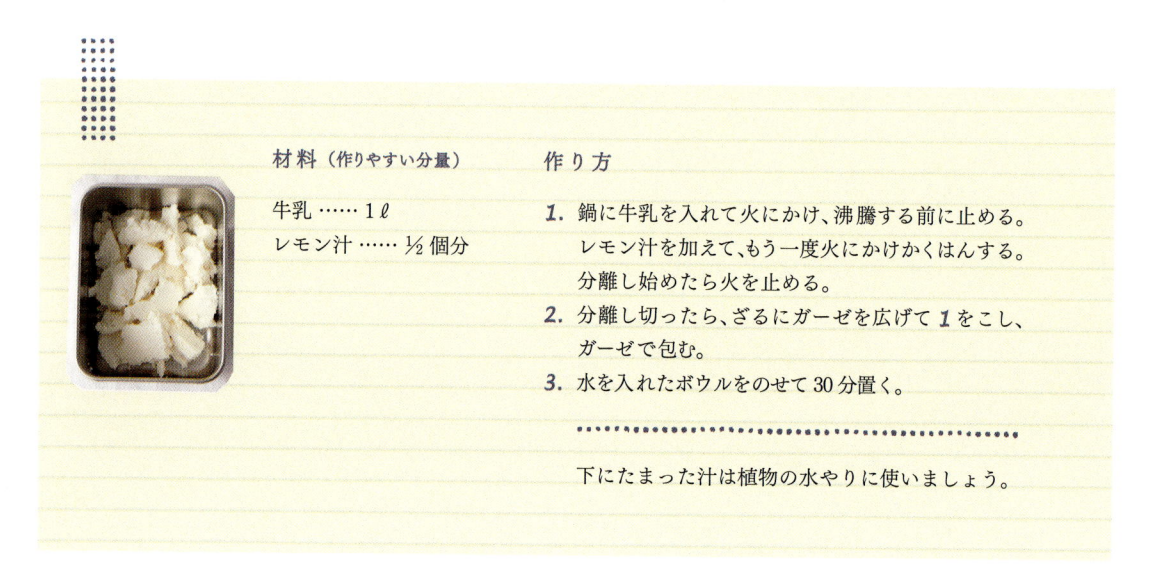

材料（作りやすい分量）

牛乳 …… 1ℓ
レモン汁 …… 1/2個分

作り方

1. 鍋に牛乳を入れて火にかけ、沸騰する前に止める。レモン汁を加えて、もう一度火にかけかくはんする。分離し始めたら火を止める。
2. 分離し切ったら、ざるにガーゼを広げて **1** をこし、ガーゼで包む。
3. 水を入れたボウルをのせて30分置く。

下にたまった汁は植物の水やりに使いましょう。

有害物質に負けない
免疫力アップドリンク

免疫力だけでなく、生命力そのものを高め、体内の放射性物質を浄化する力をもつとされるスペシャルドリンクです。ちょっと疲れているときの栄養ドリンクにもぴったりです。

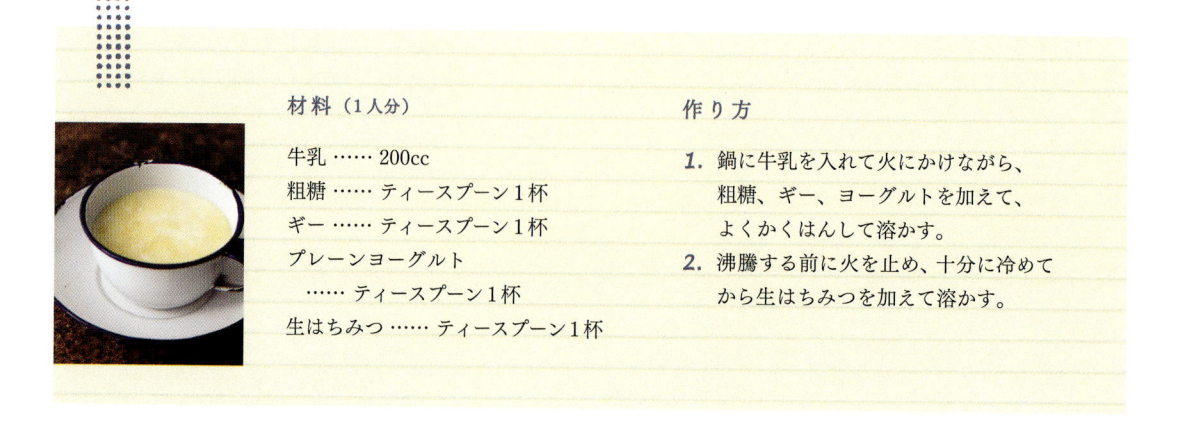

材料（1人分）

牛乳 …… 200cc
粗糖 …… ティースプーン1杯
ギー …… ティースプーン1杯
プレーンヨーグルト
　　…… ティースプーン1杯
生はちみつ …… ティースプーン1杯

作り方

1. 鍋に牛乳を入れて火にかけながら、粗糖、ギー、ヨーグルトを加えて、よくかくはんして溶かす。
2. 沸騰する前に火を止め、十分に冷めてから生はちみつを加えて溶かす。

台風のスープ
{9月}

台風のシーズンは、気候が不安定になるためヴァータが乱れやすくなります。
そのせいで、ピッタやカパも乱れやすくなり体調をくずしがち。
スープを飲んでしっかりヴァータを整えましょう。

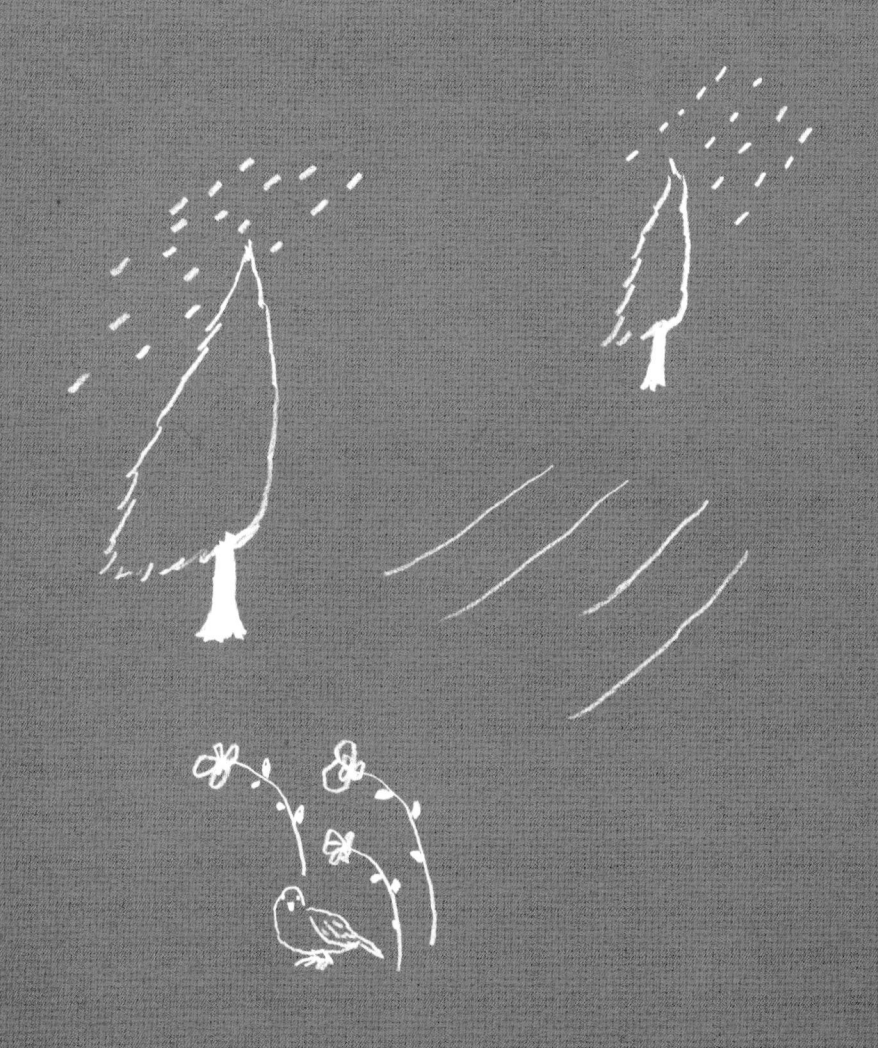

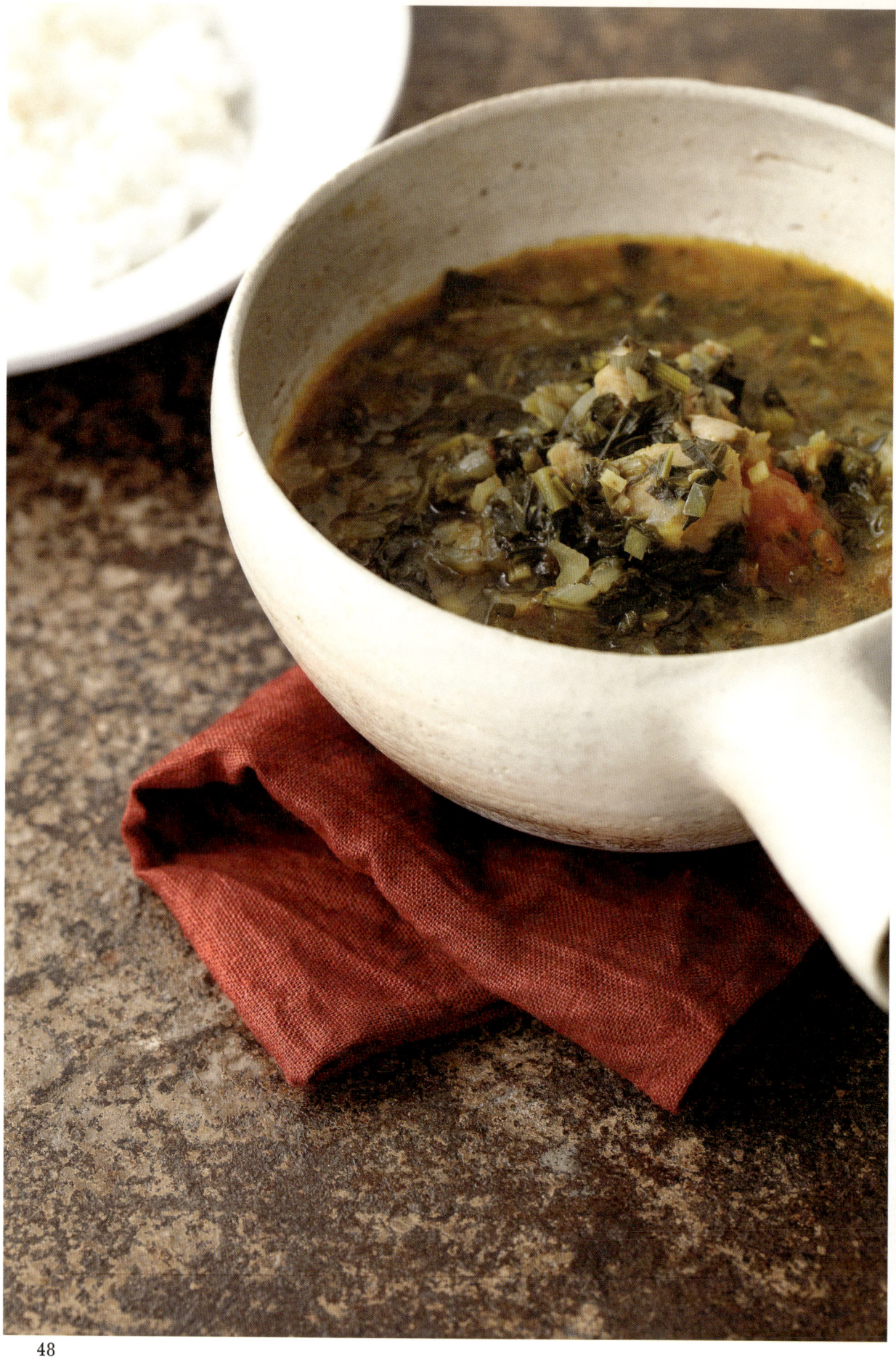

{ 疲れがたまっている、からだが冷えている }

ほうれん草と鶏肉のカレー

ほうれん草はごはんと一緒に食べやすいよう、
葉も細かく切りましょう。
食欲がないときでもしっかり食べられて、ヴァータが整います。

材料（1人分）

鶏肉 …… 60g	クミンシード …… 小さじ½
ほうれん草 …… ½束	ターメリック …… 小さじ½
トマト …… 100g	ガラムマサラ …… 小さじ¼
玉ねぎ …… 100g	薄口醤油 …… 小さじ1
しょうが …… 10g	岩塩 …… 適量
にんにく …… ½かけ	昆布だし …… 200cc
	ギー …… 大さじ1

作り方

1. 鶏肉は一口大に切る。ほうれん草はゆでてざるに上げ冷まし、水気を切ってみじん切りにする。
トマトはざく切りに、玉ねぎ、しょうが、にんにくはみじん切りにする。
2. 鍋にギーとクミンシードを熱し、パチパチ音がして泡が立ち始めたら、にんにく、しょうが、玉ねぎを入れてよく炒める。
3. 鶏肉と岩塩ひとつまみを加えて炒め、鶏肉の色が変わったらほうれん草とトマト、岩塩ひとつまみを加えてさらに炒める。
4. だし、ターメリックを加えて弱火で20〜30分煮る。
5. ガラムマサラ、薄口醤油を加え、好みで岩塩で味を調える。

◎ 好みでクミンシードや岩塩を多めにするとさらにいい

◎ 好みでターメリックや岩塩を多めにするともっといい

◎ 好みでクミンシードやガラムマサラを多めにするとさらにいい

{寝つきが悪く、眠りが浅い}

ドライいちじくとレーズンのミルクぜんざい

食べるだけで幸せな気分になるスープスイーツ。
夜食べると、高ぶった気持ちが鎮まってぐっすり眠れます。
プルーンや他のドライフルーツでも美味しくできます。

材料（1人分）

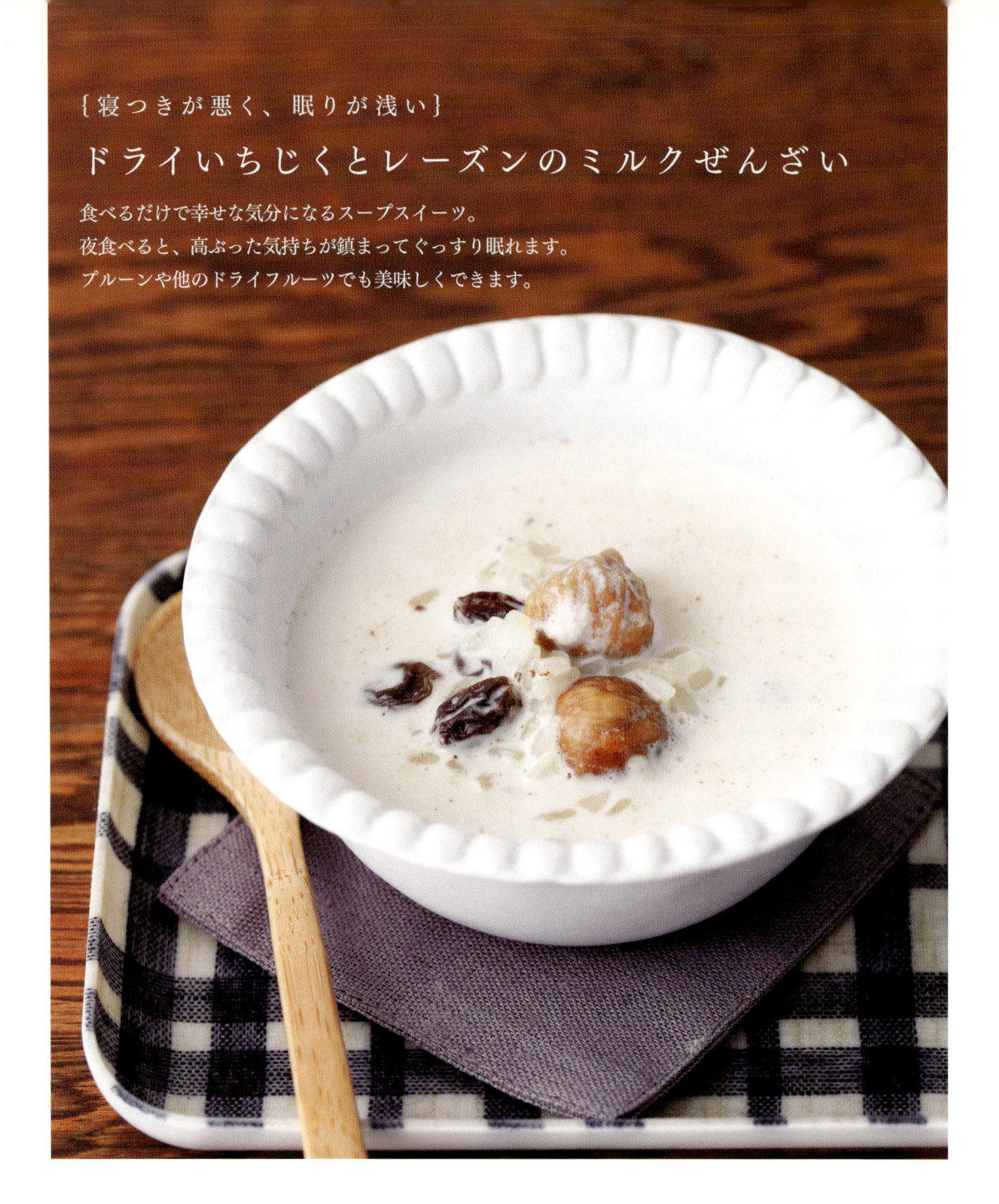

ドライいちじく …… 6粒（30g）
ドライレーズン …… 30g
ごはん …… スープスプーン山盛り1杯
牛乳 …… 200cc
シナモン …… 小さじ¼

作り方

1. 鍋にいちじく、レーズン、ごはん、牛乳を入れて温め、いちじくがやわらかくなったらシナモンを加える。甘さをプラスしたい人はお好みで粗糖を足す。

- ◎ 朝食に食べるととてもいい
- ◎ 夕方のおやつに最適
- ◎ 牛乳を低脂肪にして、好みでシナモンを多めにするとさらにいい

{便秘がち、不安や心配が募る}
かぶと厚揚げの柚子スープ

あっさりとしていながら、しっかりとした食べごたえがヴァータを整えてくれます。
かぶは焼き色をつけることで香ばしさと旨味をプラス。柚子の香りが食欲をそそります。

材料（1人分）

かぶ …… 1個（120g）
かぶの葉 …… 20g
厚揚げ …… 50g
柚子の皮 …… ひとかけ
薄口醤油 …… 小さじ1
岩塩 …… 適量
かつお昆布だし …… 150cc
ひまわり油 …… 小さじ1

作り方

1. かぶはかたければ皮をむいて1cm角に切り、葉は2cm長さに切る。厚揚げは熱湯をかけて油抜きして1cm角に切る。柚子の皮は千切りにする。
2. 鍋にひまわり油を熱してかぶと厚揚げを焼く。焼き色がついたらだし、かぶの葉、薄口醤油を加えて煮る。かぶがやわらかくなったら、好みで岩塩で味を調える
3. 器に盛り、柚子の皮を飾る。

◎ 好みで少量のギーを加えるとさらにいい

◎ ひまわり油をギーに代えるとさらにいい

◎ おろししょうがや黒胡椒を加えるとさらにいい

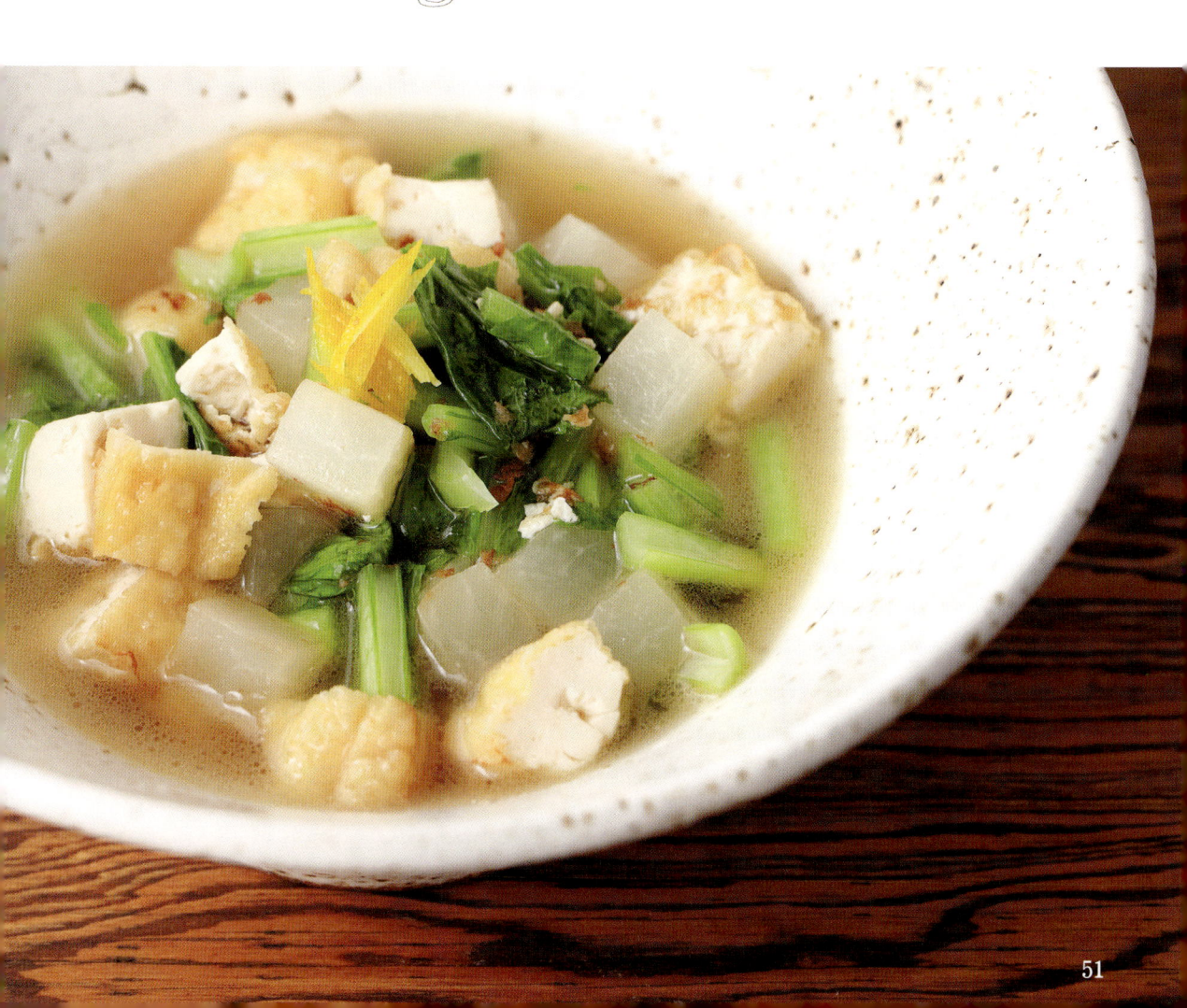

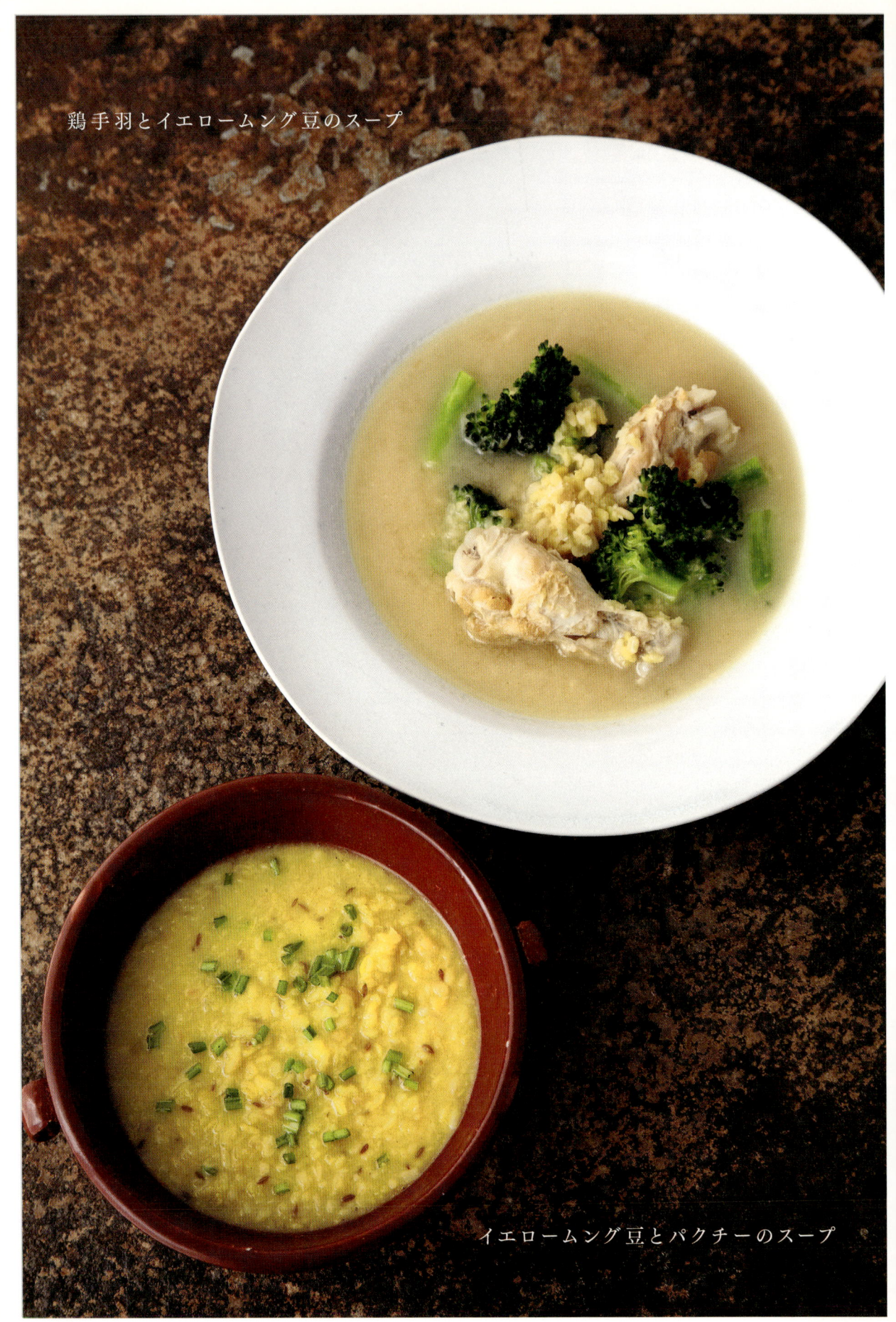

鶏手羽とイエロームング豆のスープ

イエロームング豆とパクチーのスープ

{ 不眠気味で疲れやすい }

鶏手羽とイエロームング豆のスープ

栄養がしっかり摂れてヴァータを整えてくれる、ボリュームたっぷりのごちそうスープです。
鶏肉は旨味が出やすく食べやすいように切れ目を忘れず、しっかり焼き色をつけるのがポイント。

材料（1人分）

鶏手羽元 …… 2本
ブロッコリー …… 40g
イエロームング豆 …… 30g
しょうがスライス …… 1枚
酒 …… 大さじ1
薄口醤油 …… 小さじ½
岩塩 …… 適量
水 …… 250cc
ギー …… 小さじ1

作り方

1. 鶏手羽元は骨にそって数ヵ所切れ目を入れ、両面に岩塩をふる。ブロッコリーは小房に分ける。
2. 鍋にギーを熱し、鶏肉を両面焼き色がつくまで焼く。ブロッコリーと岩塩ひとつまみを加えて軽く炒め、ムング豆、しょうが、酒、水を加え、アクを取りながら鶏肉と豆がやわらかくなるまで弱火で30〜40分煮込む。
3. 薄口醤油と岩塩で味を調えて器に盛る。

◎ 好みで岩塩やギーを多めに使うとさらにいい

◎ 好みでブロッコリーを小松菜に代えてもいい

◎ 好みでしょうがスライスや黒胡椒を増やしてもいい

{ 便がゆるい、食欲がない、からだがだるい }

イエロームング豆とパクチーのスープ

ブータンで食べたスープを思い出して作った、パクチーが効いたアジアンスープ。
毎日食べても飽きない美味しさです。とても消化によく、ピッタを整えてくれます。

材料（1人分）

イエロームング豆 …… 60g
しょうが …… 10g
クミンシード …… 小さじ½
ターメリック …… 小さじ¼
パクチー …… 少々
岩塩 …… 適量
昆布だし …… 300cc
ギー …… 小さじ2

作り方

1. しょうがはみじん切りにする。
2. 鍋にギーを熱し、クミンシードを入れてパチパチ音がしてきたら、しょうがと洗ったムング豆を加え軽く炒める。
3. だし、ターメリック、岩塩ひとつまみを加え、豆がやわらかくなるまで弱火で20分ほど煮る。水分が足りなくなったら足す(分量外)。
4. 岩塩で味を調え、みじん切りにしたパクチーを散らす。

◎ クミンシードを多めに使うともっといい

◎ 好みでターメリックを多めにしてもいい

◎ しょうがを多めに使い、黒胡椒を加えるとさらにいい

{貧血気味で元気が出ない。イライラする}
小松菜のポタージュ

米のとろみと甘みが小松菜の青っぽさを消してくれます。豆乳のまろやかさでいっそう優しいスープに。
3つのドーシャのバランスを全体に整えてくれる、嬉しい一品です。

材料（1人分）

小松菜 …… 120g
昆布だし …… 50cc
ごはん …… スープスプーン山盛り1杯
豆乳 …… 100cc
しょうが汁 …… 小さじ½
岩塩 …… 適量
ギー …… 大さじ1

作り方

1. 小松菜は3cm長さに切る。
2. 鍋にギーを熱し、小松菜と岩塩ひとつまみを入れてよく炒める。だし、ごはんを入れてふたをし、弱火で10分ほど蒸し煮にする。
3. 2と豆乳をミキサーにかけて鍋に戻して温め、しょうが汁と岩塩で味を調える。

◎ ギーで炒めたひとかけらのスライスにんにくを加えるとさらにいい

◎ 味を濃くしたい場合は、岩塩を多めにするといい

◯ ギーを少なめにするか、ひまわり油に代えるともっといい

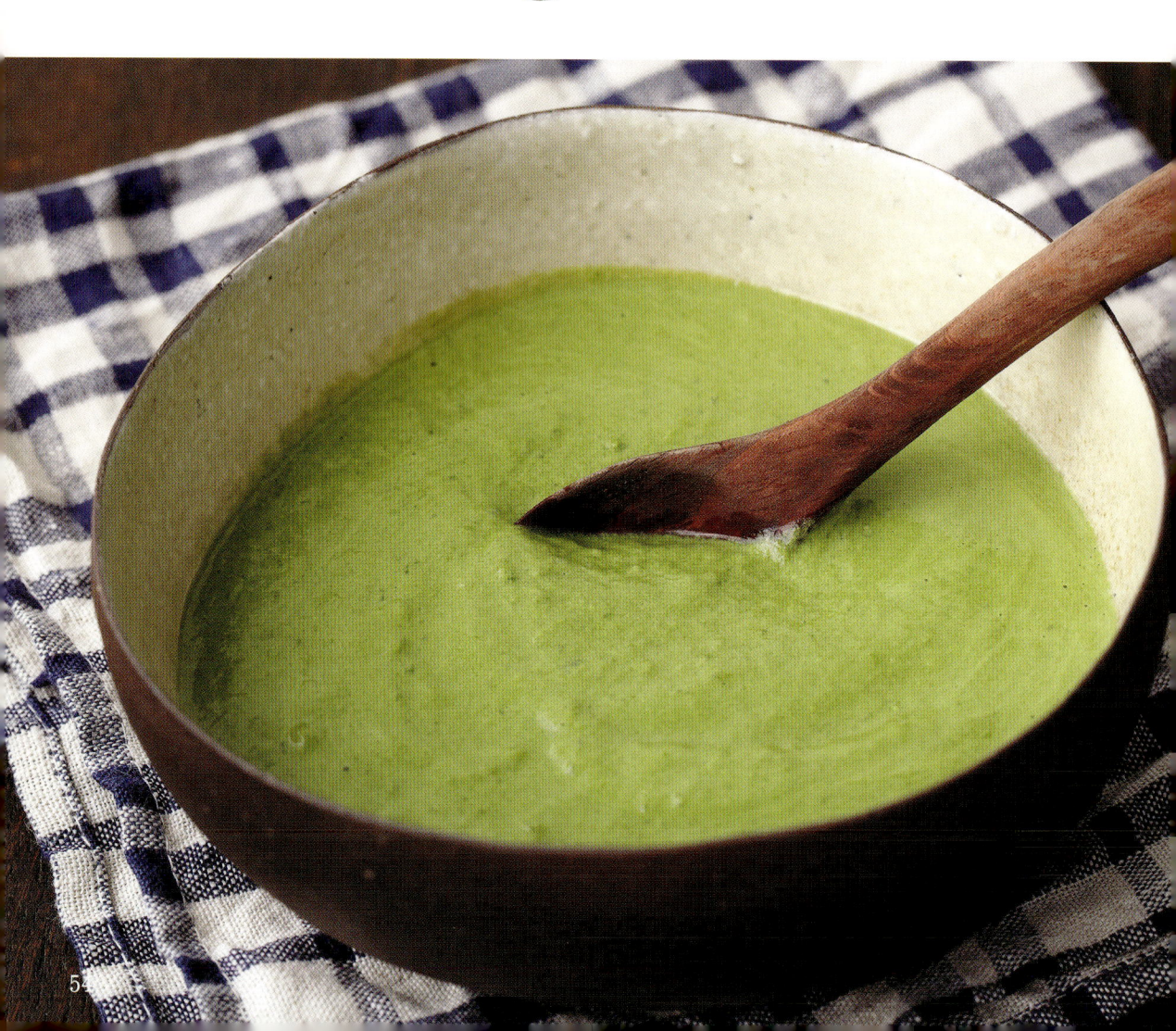

{からだがだるく、むくむ}

キャベツとひよこ豆のターメリックスープ

キャベツのシャキシャキ感が楽しい、食べるスープ。
キャベツを千切りにして最後に蒸すことで、旨味を引き出し食感と香りも残します。
重くなったからだがすっきりとします。

材料（1人分）

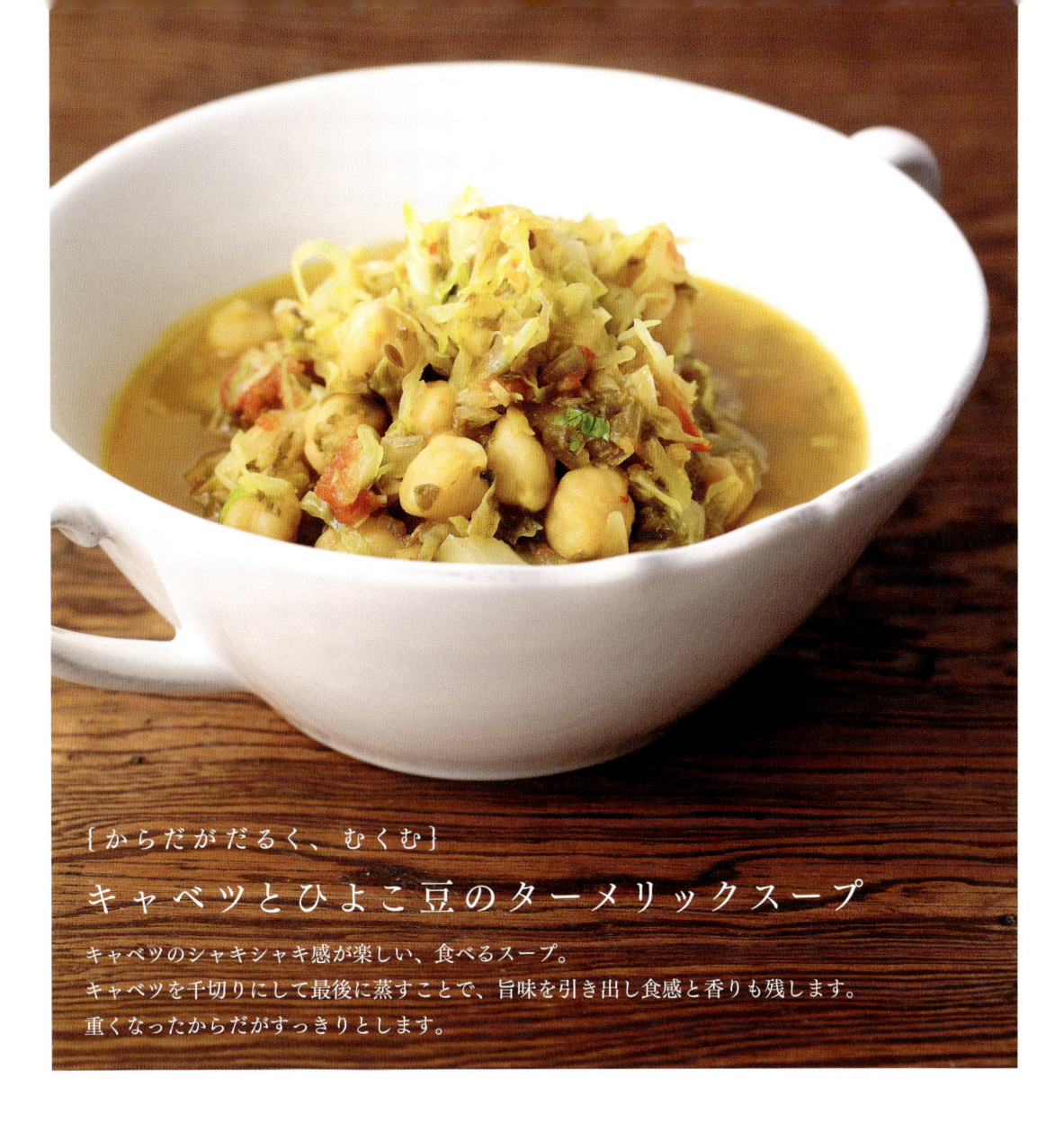

- ひよこ豆 …… 30g
- キャベツ …… 130g
- セロリの葉 …… 20g
- トマト …… 100g
- 玉ねぎ …… 60g
- にんにく …… ¼かけ
- しょうが …… 10g
- クミンシード …… 小さじ ½
- ターメリック …… 小さじ ½
- 薄口醤油 …… 小さじ ½
- 岩塩 …… 適量
- 昆布だし …… 150cc
- ひまわり油 …… 大さじ1

作り方

1. ひよこ豆は前日から水に浸けておく。
2. キャベツ、セロリの葉は千切りに、トマトはざく切りにする。
   玉ねぎ、にんにく、しょうがはみじん切りにする。
3. 鍋にひまわり油とクミンシードを熱し、
   泡立ってきたら玉ねぎ、にんにく、しょうがを入れてよく炒める。
   トマト、ひよこ豆、岩塩ひとつまみを加えて炒め、
   だし、ターメリックを加えて蓋をし、蒸し煮にする。
4. 全てがやわらかくなったら薄口醤油、キャベツ、セロリの葉を加えて
   蒸し煮にし、岩塩で味を調える。

- ひよこ豆を減らし、キャベツをひまわり油で炒めておくともっといい
- ひまわり油をギーに代えるともっといい
- しょうがやクミンシードを多めにするとさらにいい

column. 4

毎日の食卓に取り入れたい
毒出しに効く食材

アーユルヴェーダの毒出しでよく使う食材のなかでも、私たちの生活になじみがあり、
手に入れやすいものをこの本のレシピでも紹介しています。

アスパラガス

旬のアスパラガスはドーシャのバランスを整えるとてもよい毒出し野菜です。特に、穂先は3つのドーシャのすべてによいとされるので、炒めたり、ゆでて食べても最高です。

イエロームング豆

もやしや春雨の原料である緑豆の種皮をむいたものです。とても消化によく、3つのドーシャのすべてによいので、どんな人でも食べることができます。スープにすると最高です。

ひよこ豆

ガルバンソやエジプト豆の名で知られている豆で、栄養価が高く菜食家のたんぱく源として重宝されています。ただ、たくさん食べるとヴァータが乱れてお腹にガスがたまります。

赤レンズ豆

茶レンズ豆の種皮をむいたものが赤レンズ豆です。これは、イエロームング豆と同様に消化がよく、3つのドーシャを整える豆で、ひよこ豆のようにガスがたまることもありません。

ドライフルーツ

水に数時間浸すか、少し煮るとヴァータを乱さずに、消化にもよく、栄養が摂れるよい食品です。デーツ、ドライいちじく、プルーン、レーズンなどが代表的です。

ナッツ類

全般的にピッタとカパを上げる食品です。ピーナッツはすべてのドーシャによくないので避けてください。ひまわりの種はカパによく、かぼちゃの種はピッタによいです。

ごま油

火（ピッタ）の質を多くもつ油です。ヴァータとカパの乱れにはよいのですが、ピッタが乱れやすい人、特に皮膚病や目の病気の人が使うと、症状が悪化しますから、控えましょう。

ひまわり油

消化によく、軽くからだを温めるため、ヴァータとカパの乱れによい油です。ピッタを上げる傾向があるため、ピッタが乱れやすい人は避けたほうがいいでしょう。

オリーブオイル

やや重い質で、からだを少し冷やすため、ピッタの乱れによい油です。ヴァータやカパが乱れているときは、あまりたくさん使わないようにし、ひまわり油を使いましょう。

秋のスープ
{ 10・11月 }

秋は、夏に落ちていた消化力や体力が戻る季節。
でも、元気になって食欲が出てきたからといって食べすぎていると、
ピッタが乱れるので気をつけましょう。

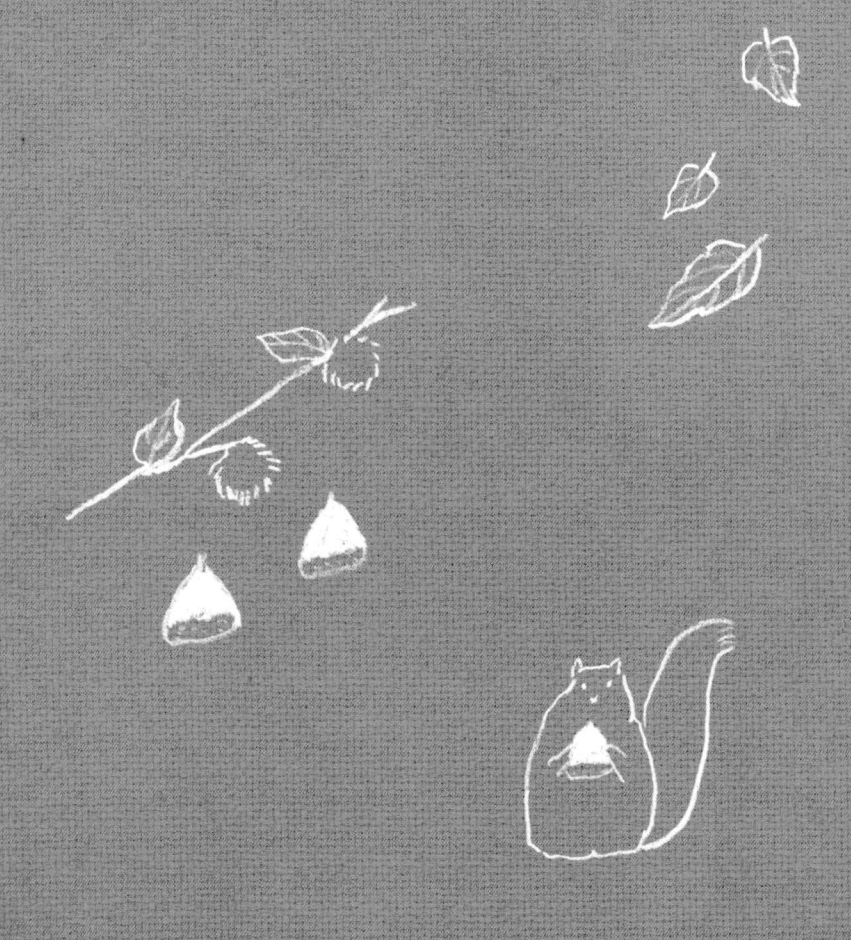

{からだが冷えて、便秘がち}

里いも、大根、こんにゃくの胡麻味噌汁

根菜たっぷりでお腹もすっきり！ 熱量と油分がしっかり摂れて、ヴァータが整います。
味噌の量は味見をしながら調整しましょう。

材料（1人分）

こんにゃく …… 50g
里いも …… 1個
大根 …… 50g
人参 …… 20g
白ネギ …… 10㎝
かつお昆布だし …… 150cc
麦味噌 …… 小さじ2～大さじ1
すり胡麻 …… 大さじ1
ギー …… 大さじ1

作り方

1. こんにゃくは5㎜厚さの1㎝四方に切って湯通しする。里いもは皮をむいて縦半分にして5㎜厚さに切る。大根は5㎜厚さのいちょう切り、人参は3㎜厚さのいちょう切り、ネギは1㎝の小口切りにする。
2. 鍋にギーを熱し、野菜とこんにゃくを入れてよく炒め、だしを加え蓋をし、野菜がやわらかくなるまで煮る。
3. 火を弱めて味噌を溶け入れたら火を止め、胡麻を加える。

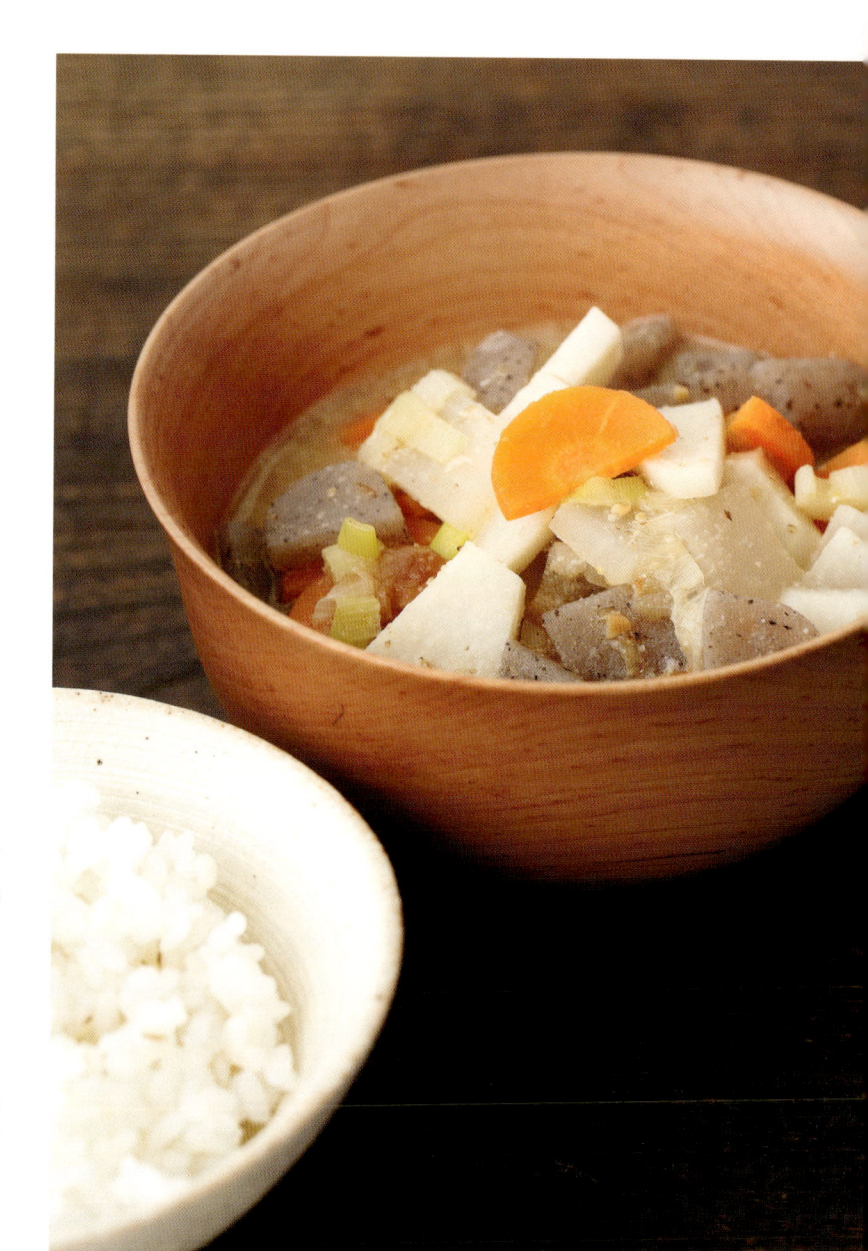

- ◎ こんにゃくを減らし、人参を増やすとさらにいい
- ◯ ギーを多めにするともっといい
- △ 里いもを鶏肉に代え、おろししょうがを加えるといい

[食欲が落ちている、夕食が遅い]
カリフラワーのポタージュ

カリフラワーはポタージュにぴったりの野菜です。やわらかくなるまで蒸し煮にし、旨味を引き出すのがポイント。チャパティと一緒に食べて、軽めの夕食にどうぞ。

材料（1人分）

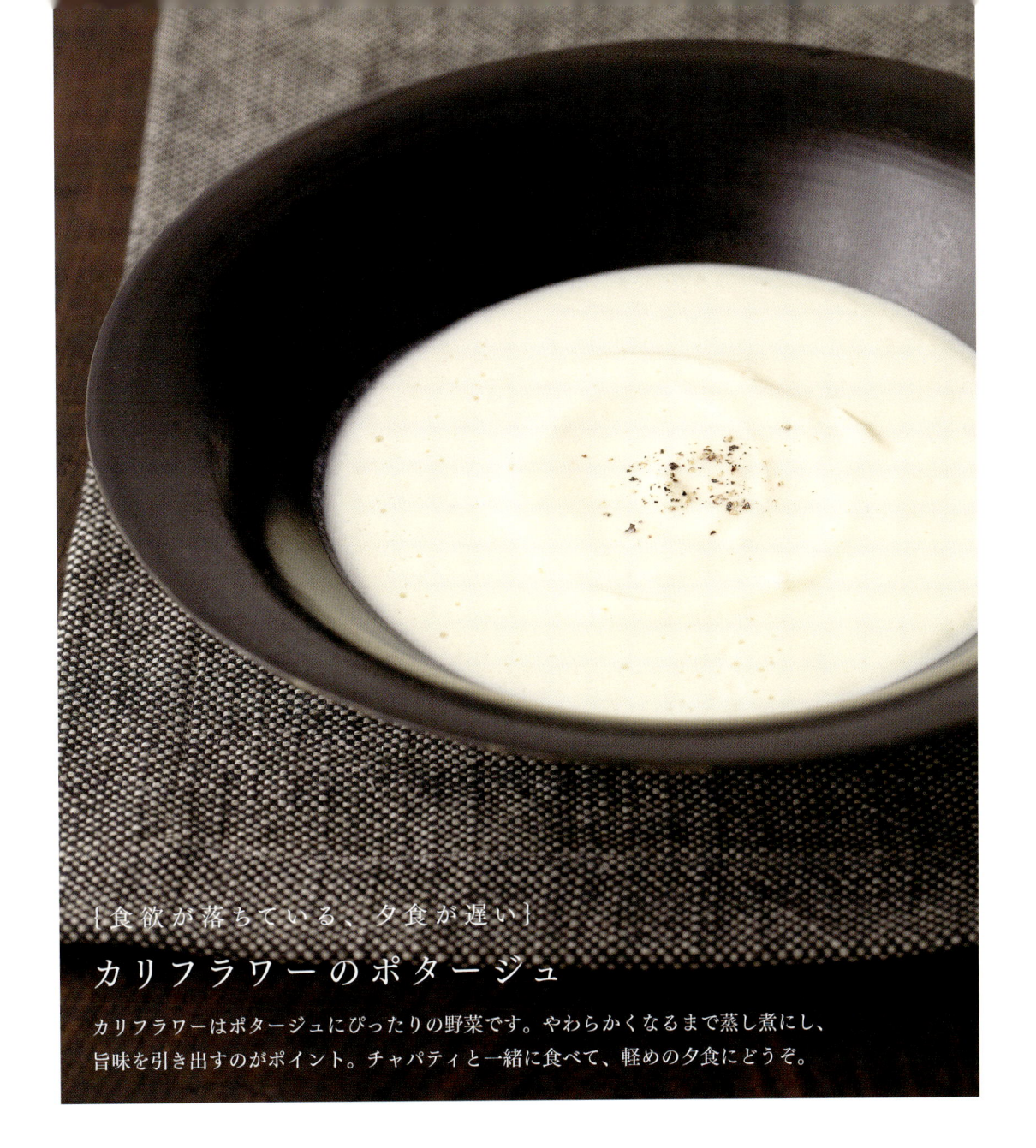

カリフラワー（葉は除く）…… 150g
豆乳 …… 150cc
岩塩 …… 適量
水 …… 50cc
ギー …… 大さじ1
黒胡椒 …… 適量

作り方

1. カリフラワーは小さめに刻む
2. 鍋にギーを熱し、カリフラワーと岩塩ひとつまみを入れて炒める。水を加えて蓋をし、カリフラワーが手でつぶれるくらいやわらかくなるまで蒸し煮にする。
3. 2を豆乳と一緒にミキサーにかけ、鍋に戻して温め、岩塩で味を調え、黒胡椒をふる。

○ ギーで炒めたひとかけらのスライスにんにくを加えるともっといい

◎ 味を濃くしたい人は、岩塩を多くしてもいい

◎ おろししょうがを少し加えるとさらにいい

{ 不安や心配が募る、からだが冷え始めてきた }

ごぼうのすり流し

ごぼうを蒸し煮にすることで、旨味を引き出しています。
また、ごぼう独特の香りが食欲をそそります。
夜、気持ちが落ち着かないとき、夕食に加えたいメニューです。

材料（1人分）

- ごぼう …… 100g
- 玉ねぎ …… 40g
- 豆乳 …… 100cc
- 岩塩 …… 適量
- 薄口醤油 …… 小さじ ½
- 水 …… 50cc
- ギー …… 大さじ 1

作り方

1. ごぼうは5mm角に切り、水にさらす。玉ねぎはスライスする。
2. 鍋にギーを熱し玉ねぎをよく炒め、ごぼうと岩塩ひとつまみを加えてさらによく炒める。水を入れて蓋をし、ごぼうがやわらかくなるまで10分ほど蒸し煮にする。
3. 2と豆乳をミキサーにかけて鍋に戻して温め、薄口醤油で味を調える。足りなければ岩塩を加える。

- ◎ 好みで岩塩を多くするとさらにいい
- ○ ギーを多めにするともっといい
- △ ギーの代わりにひまわり油を使い、黒胡椒を加えるといい

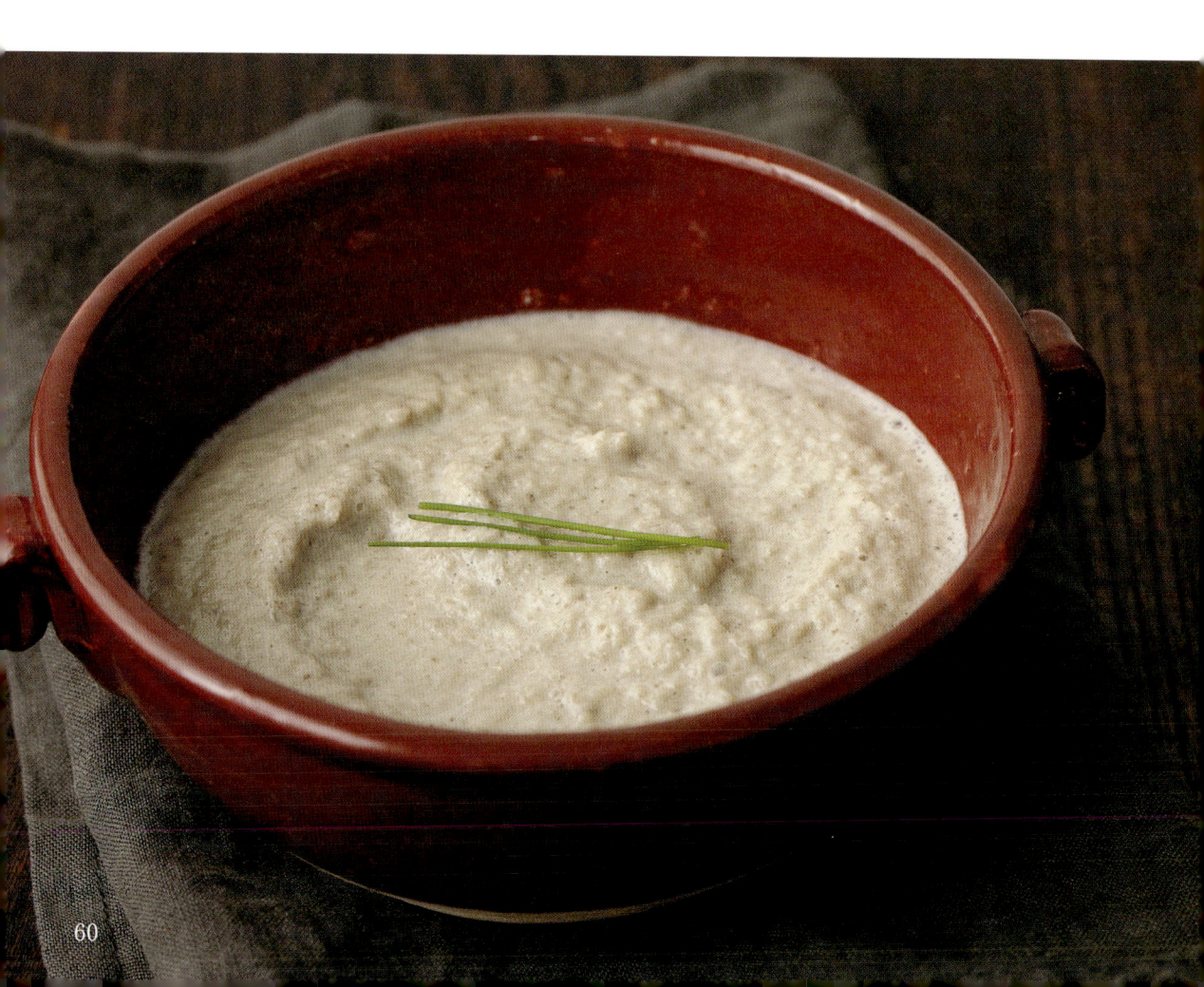

{食欲がない、からだがだるい、むくむ}
人参とひよこ豆のスープ

豆をくずして旨味を出し、少しとろみをつけるのがポイント。
食べごたえたっぷりの、少しピリ辛な大人のスープです。
ほどよい刺激がカパのバランスを整えてくれます。

材料（1人分）

- ひよこ豆 …… 30g
- 人参 …… 100g
- トマト …… 100g
- 玉ねぎ …… 50g
- にんにく …… 1/4 かけ
- しょうが …… にんにくの倍量
- クミンシード …… 小さじ 1/2
- 岩塩 …… 適量
- A ターメリック …… 小さじ 1/4
  - コリアンダー …… 小さじ 1/4
  - レッドペッパー …… 小さじ 1/4
- パクチー …… 適量
- 水 …… 150cc
- ギー …… 小さじ 2

作り方

1. ひよこ豆は前日から水に浸けておく。
2. 人参は皮ごと1cm角に、トマトはざく切りにする。
   玉ねぎ、にんにく、しょうがはみじん切りにする。
3. 鍋にギーを熱し、クミンシードを入れてパチパチ音がしたら
   にんにく、しょうが、玉ねぎをしっかり炒め、
   人参と岩塩ひとつまみを加えてさらに炒める。
4. 水、トマト、ひよこ豆、Aを加え、
   具材がやわらかくなるまで蓋をして煮る。
5. 水分が少なくなったら足す（分量外）。
   豆をつぶしながら混ぜ、岩塩で味を調える。パクチーを飾ってできあがり。

△ ひよこ豆の代わりにイエロームング豆を使うといい

△ しょうが、クミンシード、レッドペッパーを減らし、
ターメリックやコリアンダーを増やすといい

◎ 好みでしょうが、クミンシードを多めにするとさらにいい

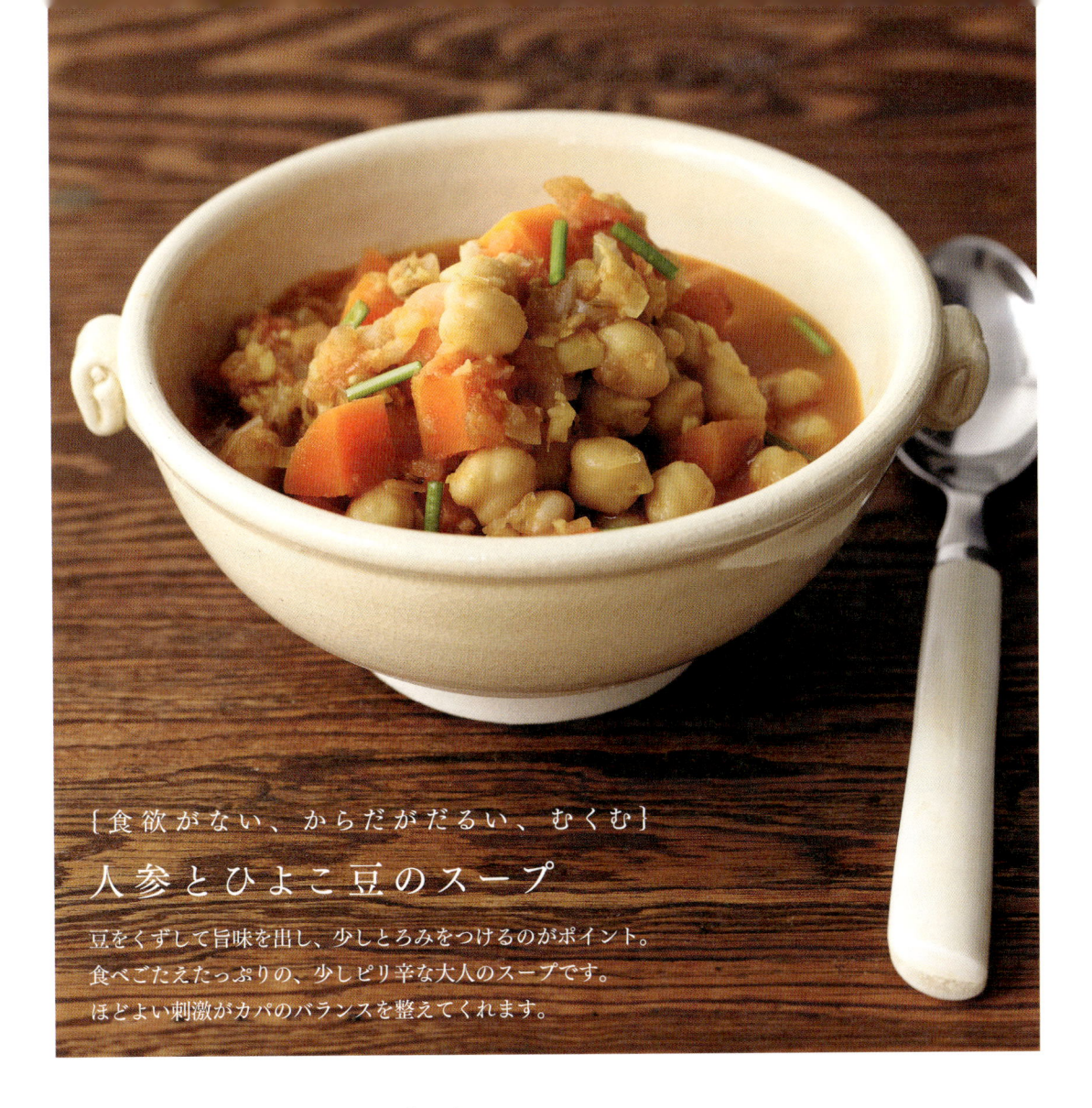

{ イライラしやすく、興奮しやすい }

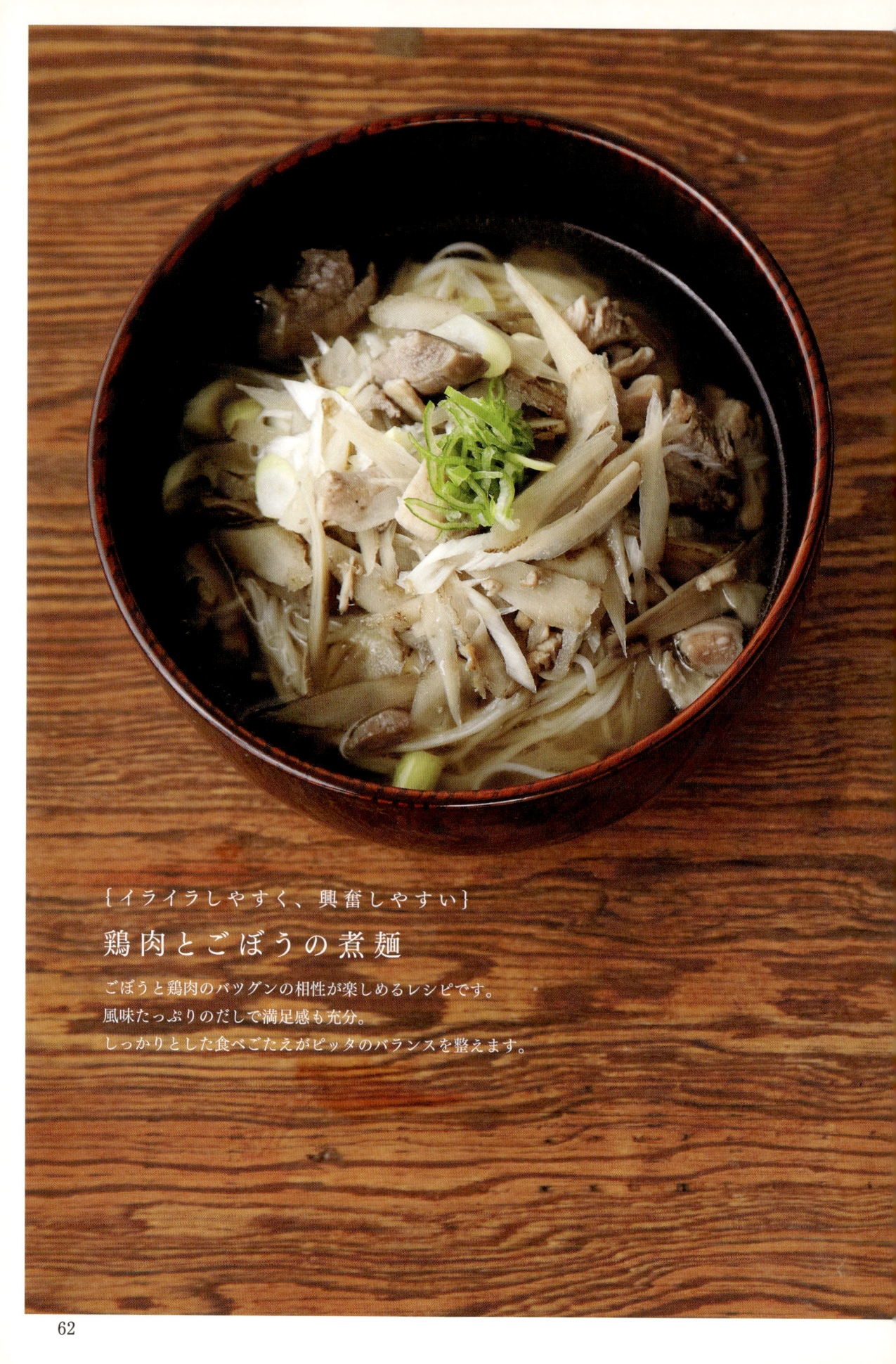

鶏肉とごぼうの煮麺

ごぼうと鶏肉のバツグンの相性が楽しめるレシピです。
風味たっぷりのだしで満足感も充分。
しっかりとした食べごたえがピッタのバランスを整えます。

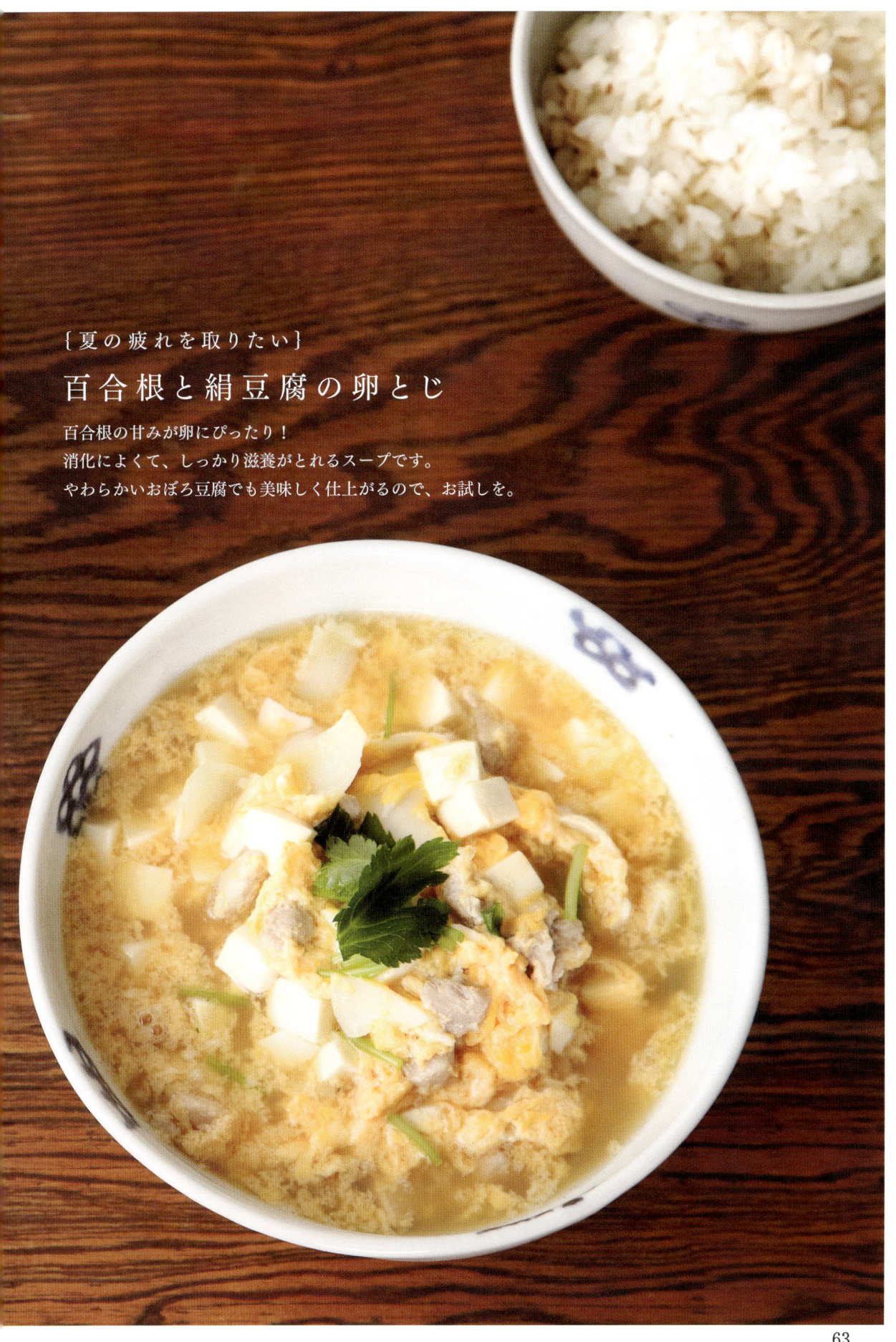

{夏の疲れを取りたい}
百合根と絹豆腐の卵とじ

百合根の甘みが卵にぴったり！
消化によくて、しっかり滋養がとれるスープです。
やわらかいおぼろ豆腐でも美味しく仕上がるので、お試しを。

鶏肉とごぼうの煮麺

材料（1人前）

鶏肉 …… 50g
ごぼう …… 30g
白ネギ …… 10cm
そうめん …… 1束
A 薄口醤油 …… 小さじ2
　 酒 …… 大さじ1
　 昆布だし …… 200cc
岩塩 …… 適量
ギー …… 小さじ2

作り方

1. 鶏肉は一口大に切る。ごぼうはささがきにして水にさらし、白ネギは1cmの斜め切りにする。
2. 鍋にギーを熱し、鶏肉と水気を切ったごぼう、岩塩ひとつまみを入れて炒め、白ネギ、Aを加えてアクを取り、好みで岩塩を足して味を調える。
3. ゆでたそうめんをさっと洗い、器に入れて2をかける。

- 🌿 ◎ 好みで岩塩を多くするとさらにいい
- 🔥 ◎ 好みで岩塩を多くするとさらにいい
- 💧 ○ ギーの代わりにひまわり油を使い、おろししょうがを加えるともっといい

百合根と絹豆腐の卵とじ

材料（1人前）

鶏肉 …… 30g
百合根 …… 50g
絹豆腐 …… 50g
昆布だし …… 150cc
卵 …… 1個
三つ葉 …… 適量
A 酒 …… 大さじ1
　 薄口醤油 …… 小さじ1・½

作り方

1. 鶏肉は小さく切る。百合根は1枚ずつ剥がし、茶色い部分は切り落として洗う。豆腐は7mm角に切る。三つ葉は2cm長さに切る。
2. 鍋にだし、百合根、鶏肉を入れて火にかけ、アクを取る。鶏に火が通ったら豆腐、Aを加え、あたたまったら溶いた卵をまわし入れて、三つ葉を飾る。

- 🌿 ◎ 仕上げに少量のギーをたらすとさらにいい
- 🔥 ○ 好みで三つ葉を多めにするか、かぶの葉を加えるともっといい
- 💧 △ おろししょうがやジンジャーパウダー、黒胡椒を加えるといい

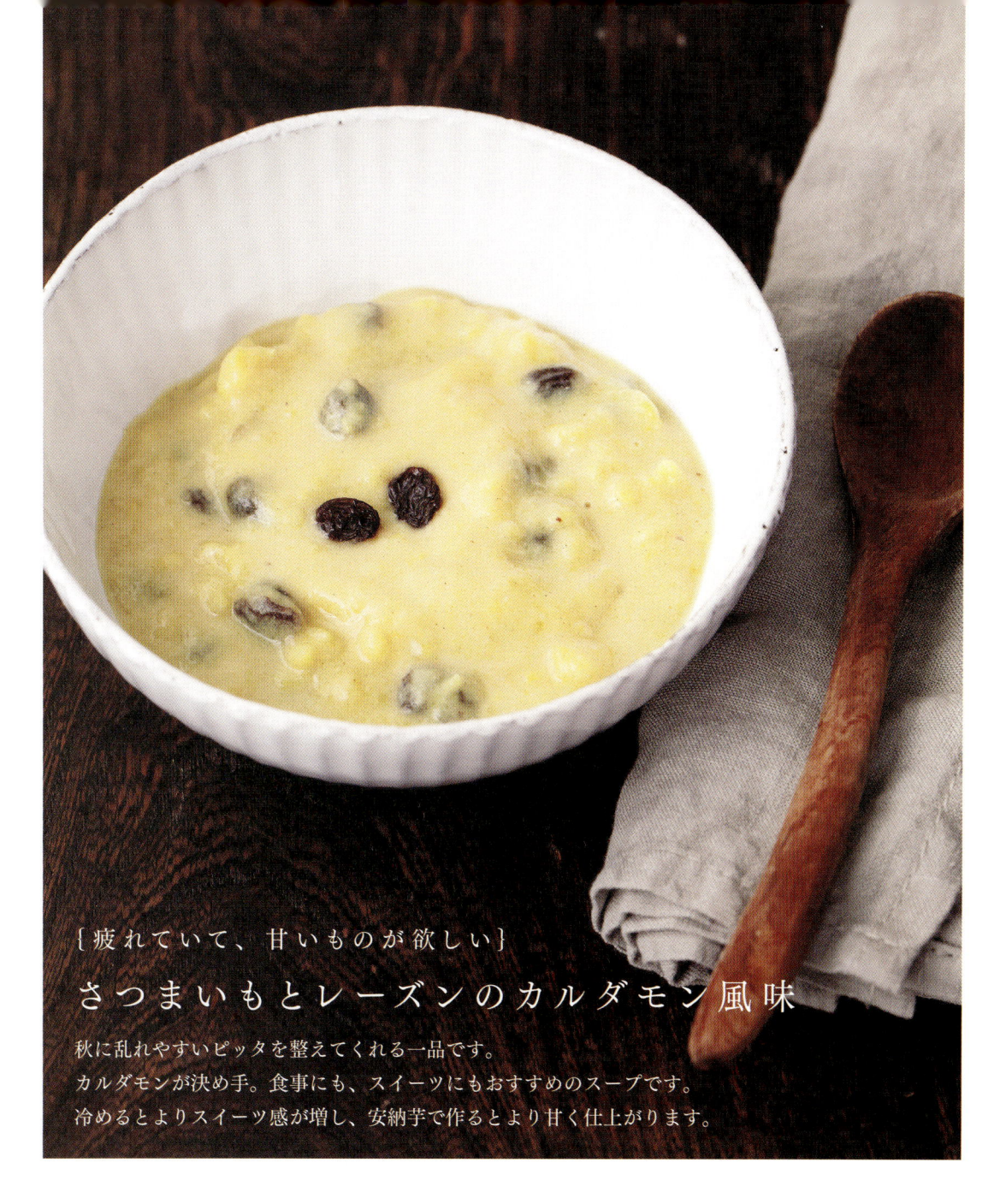

{疲れていて、甘いものが欲しい}
さつまいもとレーズンのカルダモン風味

秋に乱れやすいピッタを整えてくれる一品です。
カルダモンが決め手。食事にも、スイーツにもおすすめのスープです。
冷めるとよりスイーツ感が増し、安納芋で作るとより甘く仕上がります。

材料（1人分）

さつまいも …… 100g
豆乳 …… 200cc
ドライレーズン …… 20g
しょうが汁 …… 小さじ 1/4
カルダモン …… 小さじ 1/4

作り方

1. さつまいもはふかして皮をむき、フォークで粗くつぶす。
2. 鍋に豆乳、レーズン、1を入れて火にかけ、
   フォークでくずしながらトロッとするまで煮る。
3. しょうが汁、カルダモンを加え、好みで岩塩か粗糖で味を調える。

- ◎ 好みで仕上げにギーをたらすか、岩塩を多めにしてもいい
- ◎ 好みで仕上げにギーをたらすか、岩塩を多めにしてもいい
- △ シナモンをふるか、カルダモンとしょうが汁を多めにするといい

column. 5

手軽に暮らしに取り入れられる
毒出し生活のコツ

毒出しスープの効果をさらに高める、生活習慣について紹介します。
とても快適で簡単なものばかりです。ぜひ、生活のなかに取り入れてください。

白湯を飲む

よく沸かした白湯は、消化力を高めるだけでなく、からだを温めるとてもよい飲み物です。朝飲めば排泄を促し、食事中に飲めば消化を助けます。

【飲み方】
・やかんに湯を沸かし、15分以上沸騰させる。
・コップに入れて、すするように飲む。
・余った白湯は保温ポットに入れておくと便利。

半身浴

朝の半身浴は代謝を高め、ダイエット効果があります。夕方に行うとリラックス効果があって良質の睡眠につながります。

【入り方】
・湯船の2/3くらいまで、39度前後の湯をはる。
・肩と腕を濡らさないように、風呂ふたの上に腕をのせる。
・じんわりと汗が出るのを目安に、20分程度湯に浸かる。

早寝・早起き

不規則になりがちな現代人の生活ですが、「早寝・早起き」は、アーユルヴェーダの基本中の基本です。夜10時半までの早寝を続けるとヴァータが整い、肩こりや過食、落ち着きのなさが改善されます。また、朝6時の早起きを続けるとカパが鎮静され、冷えや、消化の悪さ、肥満などが改善されます。また、昼寝のし過ぎもドーシャを乱す原因になりますので注意が必要でしょう。

朝の散歩

カパが乱れて、「気分が重い」「食事の消化が遅い」「肥満傾向」にある人は、早起きに加え、朝の時間帯に20〜30分程度の軽い散歩をすると、毒出しが促進されます。毒出しスープに加え、チャレンジしてください。

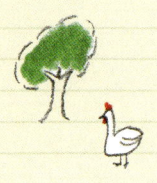

冬のスープ
{12・1・2月}

冬は年間を通して、もっとも消化力や体力が高まる時季です。
ただし、ヴァータの乱れやすさに加えてカパがたまる季節なので、
重くなく、からだを温めるスープがおすすめです。

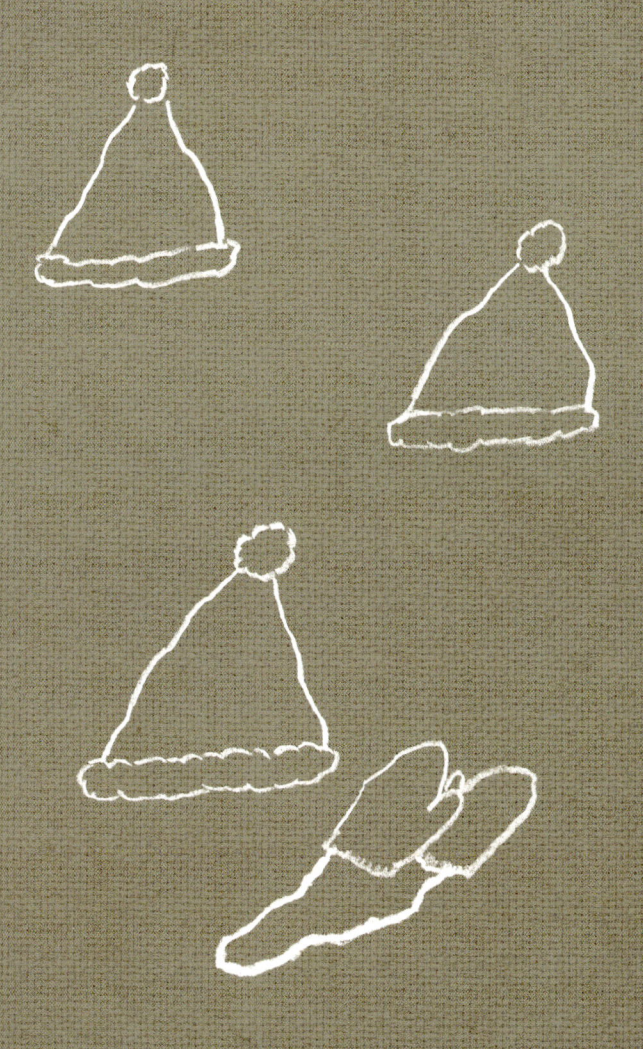

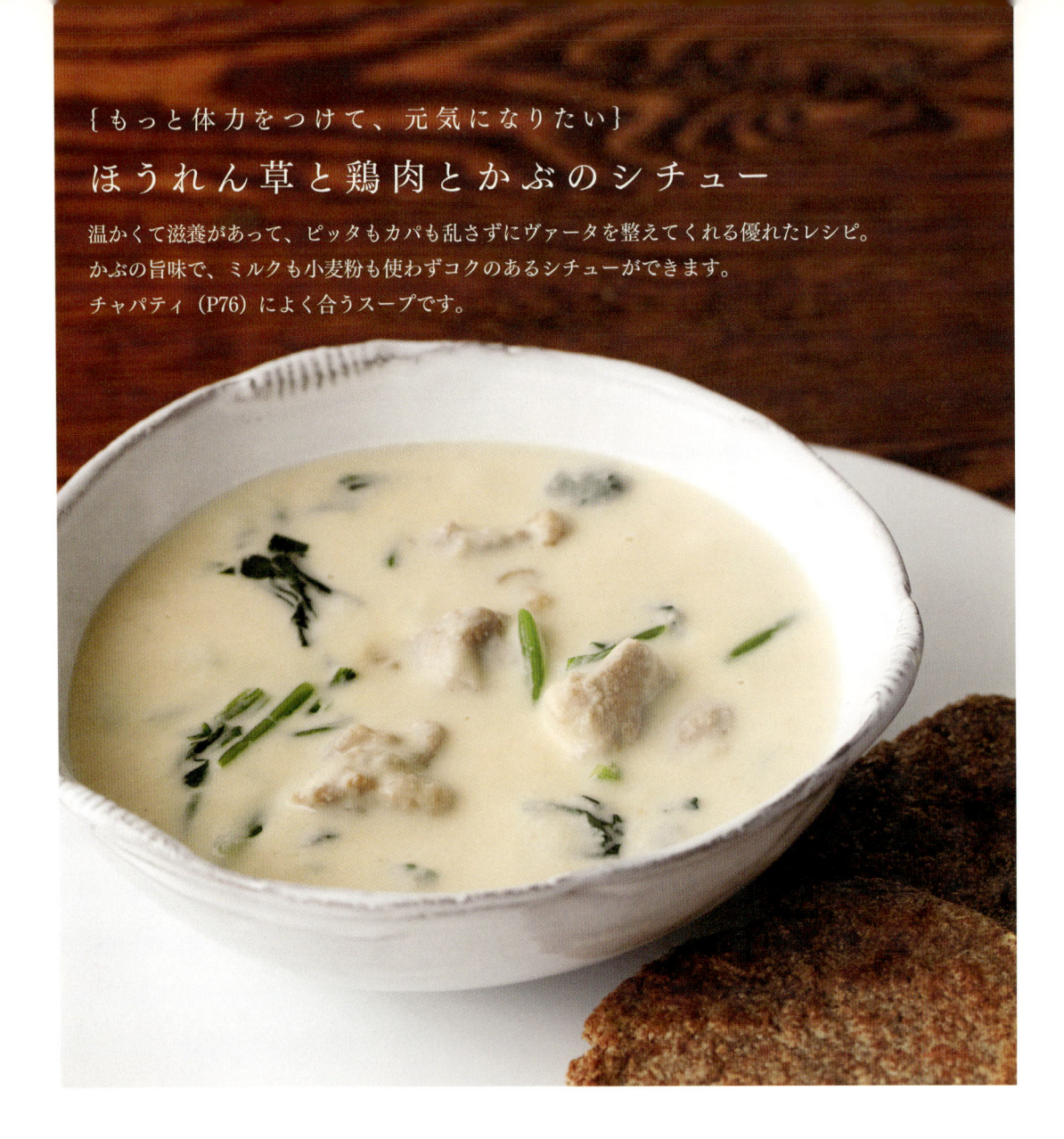

{もっと体力をつけて、元気になりたい}
ほうれん草と鶏肉とかぶのシチュー

温かくて滋養があって、ピッタもカパも乱さずにヴァータを整えてくれる優れたレシピ。
かぶの旨味で、ミルクも小麦粉も使わずコクのあるシチューができます。
チャパティ（P76）によく合うスープです。

材料（1人分）

鶏肉 …… 60g
ほうれん草 …… 1株
玉ねぎ …… 30g
かぶ（やわらかければ皮ごと）…… 100g
にんにく …… 1/4 かけ
豆乳 …… 50cc
岩塩 …… 適量
白胡椒 …… 少々
水 …… 100cc
ギー …… 大さじ1

作り方

1. 鶏肉は一口大に切る。
2. ほうれん草は3cm長さに切ってゆで、ざるに上げる。玉ねぎは薄切りに、かぶは1cm角に、にんにくはみじん切りにする。
3. 鍋にギーとにんにくを弱火で熱し、香りが立ったら玉ねぎを加える。鶏肉、かぶ、岩塩少々を加え、鶏肉の色が変わったら水を入れる。鶏肉に火が通り、かぶがやわらかくなるまで煮る。
4. 鶏肉を取り出し、3と豆乳をミキサーにかけて鍋に戻し、鶏肉も戻す。
5. 再び温め、岩塩と白胡椒で味を調えたら、ほうれん草を加える。

- ◎ チャパティにギーを塗って食べるとさらにいい
- ◎ 好みで岩塩を多めにしてもいい
- ◎ ギーの代わりにひまわり油を使い、刻みしょうがを加えるともっといい

{冷え性で特に手足が冷える}

小松菜とがんもの鍋焼きうどん

効果的にからだを温めて、ヴァータを整えます。小松菜は特に女性によく、一年中食べたい野菜。冷凍うどんを直接煮込んで簡単にできるのも魅力です。

材料（1人分）

- 小松菜 …… 1株
- 鶏肉 …… 40g
- がんもどき …… 小1個
- 冷凍うどん …… 1玉
- 白ネギ …… 10cm
- 卵 …… 1個
- 玉天かす …… 大さじ1
- A 酒 …… 大さじ1
- 　薄口醤油 …… 大さじ1
- 　みりん …… 大さじ½
- かつお昆布だし …… 250cc

作り方

1. 小松菜は4cm長さに切ってゆで、ざるに上げる。白ネギは斜め切りにする。
2. がんもどきは熱湯をかけて油抜きし、半分に切る。鶏肉は一口大に切る。
3. 土鍋にだしを入れて火にかけ、A、冷凍うどん、鶏肉、がんもどきを入れる。うどんがほぐれて鶏肉に火が通り、ぐつぐつしてきたら白ネギ、卵、小松菜を加え、卵が好みのかたさになったら火を止め、天かすを散らす。

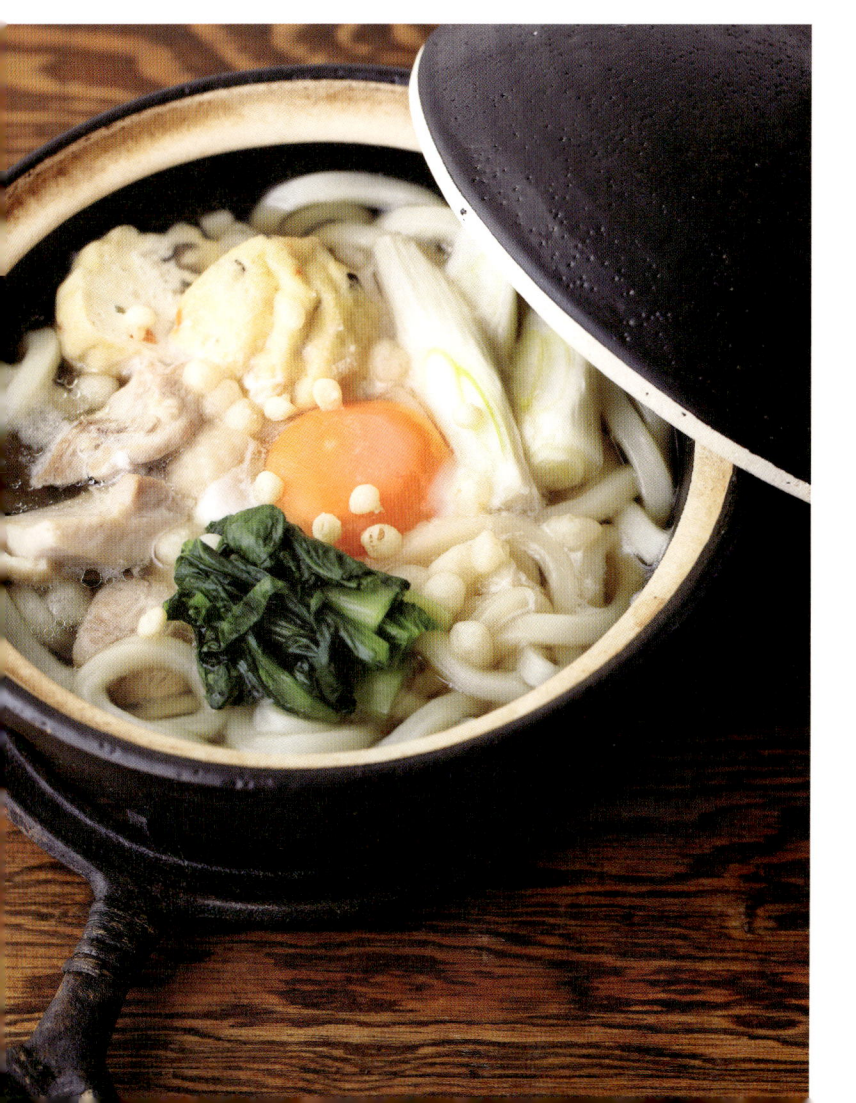

🌲 ◎ 好みで天かすを多めに散らしてもいい

🔥 ○ 小松菜を増やして、白ネギを減らすともっといい

💧 △ 刻みしょうがを加えるといい

{胃腸が疲れている、胃がきりきり痛い}
かぶの蟹あんかけ

とろけるような甘いかぶが、からだを優しく温めてくれるスープ。
やわらかいかぶは3つのドーシャを乱さず、特にピッタを整えてくれます。
昆布だしの効いたとろみのあるスープは、寒い日に嬉しいですね。

材料（1人分）

かぶ …… 120g
蟹 …… 30g
昆布だし …… 200cc
A 酒 …… 大さじ1
　薄口醤油 …… 小さじ1
　みりん …… 小さじ½
葛粉 …… 小さじ2
（だし小さじ2で溶く）
三つ葉 …… 適量
おろししょうが …… 小さじ1

作り方

1. かぶはくし形に切る（かたければ皮をむく）。三つ葉は1cm幅に切る。
2. 鍋にだしとかぶを入れ、やわらかくなるまで煮る。
   Aと蟹を加え、葛粉でとろみをつける。
3. 火を止め、三つ葉を加えて器に盛り、おろししょうがを添える。

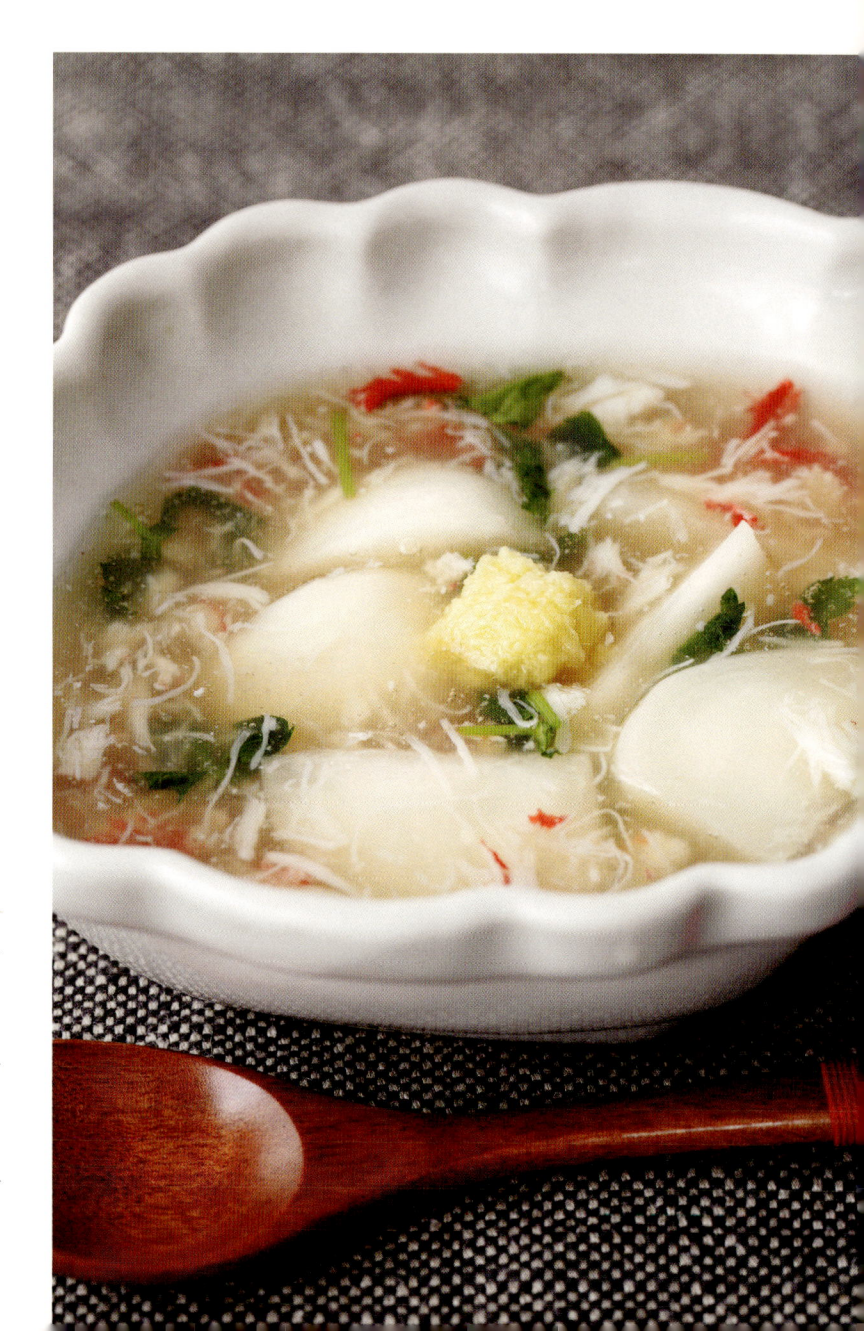

- 好みで岩塩を少し加えてもいい
- 好みで三つ葉を多めにするとさらにいい
- 好みでおろししょうがを多めにしてもいい

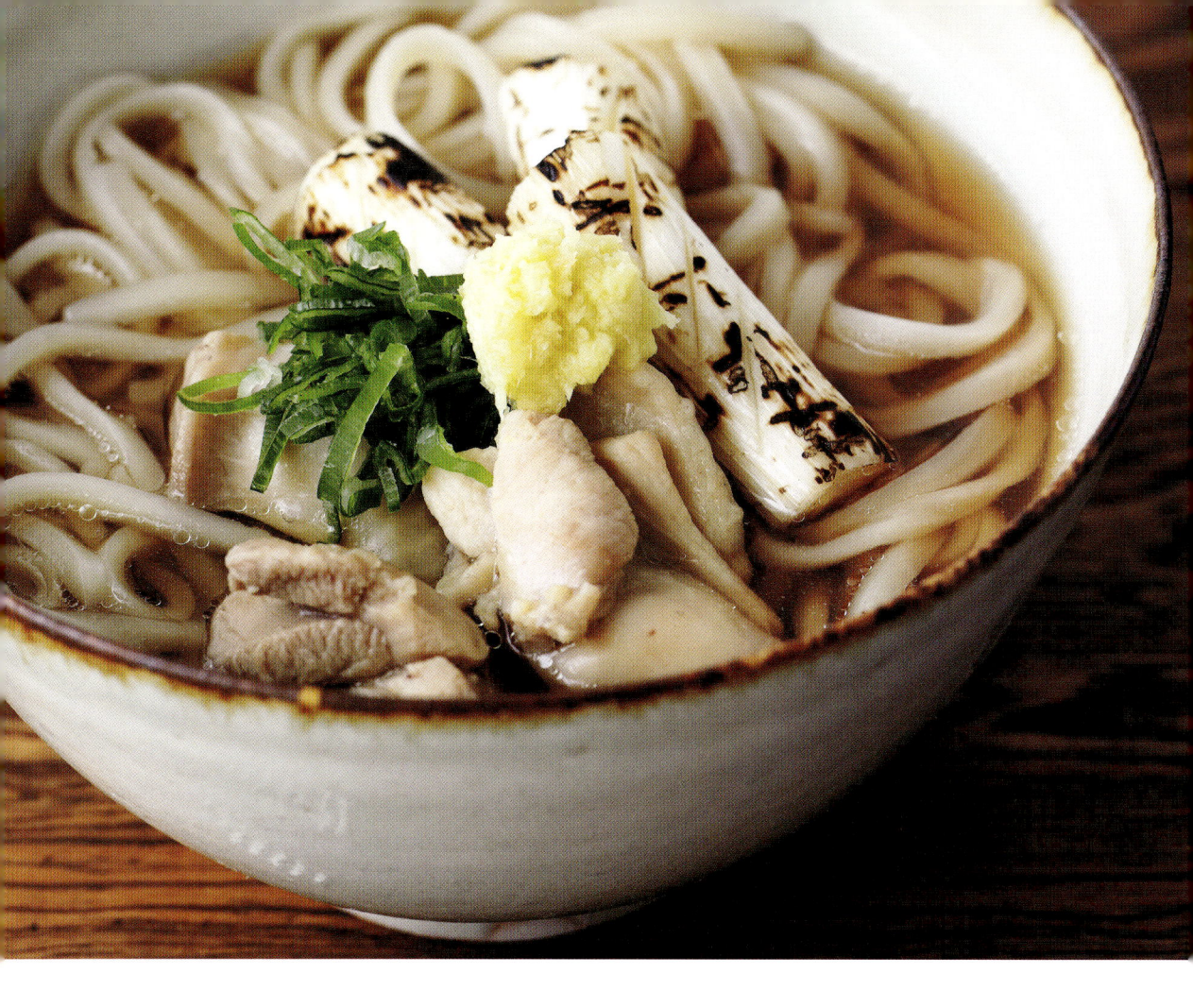

{風邪を引きそう、消化力が落ちている}

焼きネギとしょうがの稲庭うどん

稲庭うどんのもっちり感に負けない、鶏の旨さがポイント。
香ばしいネギが旨味をプラスしてくれます。
ボリューム感があるのに、カパを整えてくれるのも嬉しいですね。

材料（1人分）

白ネギ …… 5cm×3本
鶏肉 …… 50g
稲庭うどん …… 1玉
昆布だし …… 250cc
A 酒 …… 大さじ1
　薄口醤油 …… 大さじ1
　みりん …… 大さじ1
岩塩 …… 適量
おろししょうが …… 小さじ1
青ネギ …… 少々

作り方

1. 白ネギは飾り包丁を入れてから、うっすら焦げ目がつくまで網で焼く。
2. 鍋にだしと一口大に切った鶏肉を入れ、アクを取って A を加える。足りなければ岩塩で味を調え、1 を加えてさらに煮る。
3. 器にゆでたうどんを入れて 2 をかけ、おろししょうがと、好みで小口切りにした青ネギを添える。

- ◎ 激しい空腹時は、稲庭うどんの代わりにさぬきうどんを使ってもいい
- ◎ 白ネギの代わりに小松菜や大根の葉などの青菜を使ってもいい
- ◎ 好みでおろししょうがを多めにし、黒胡椒を加えてもいい

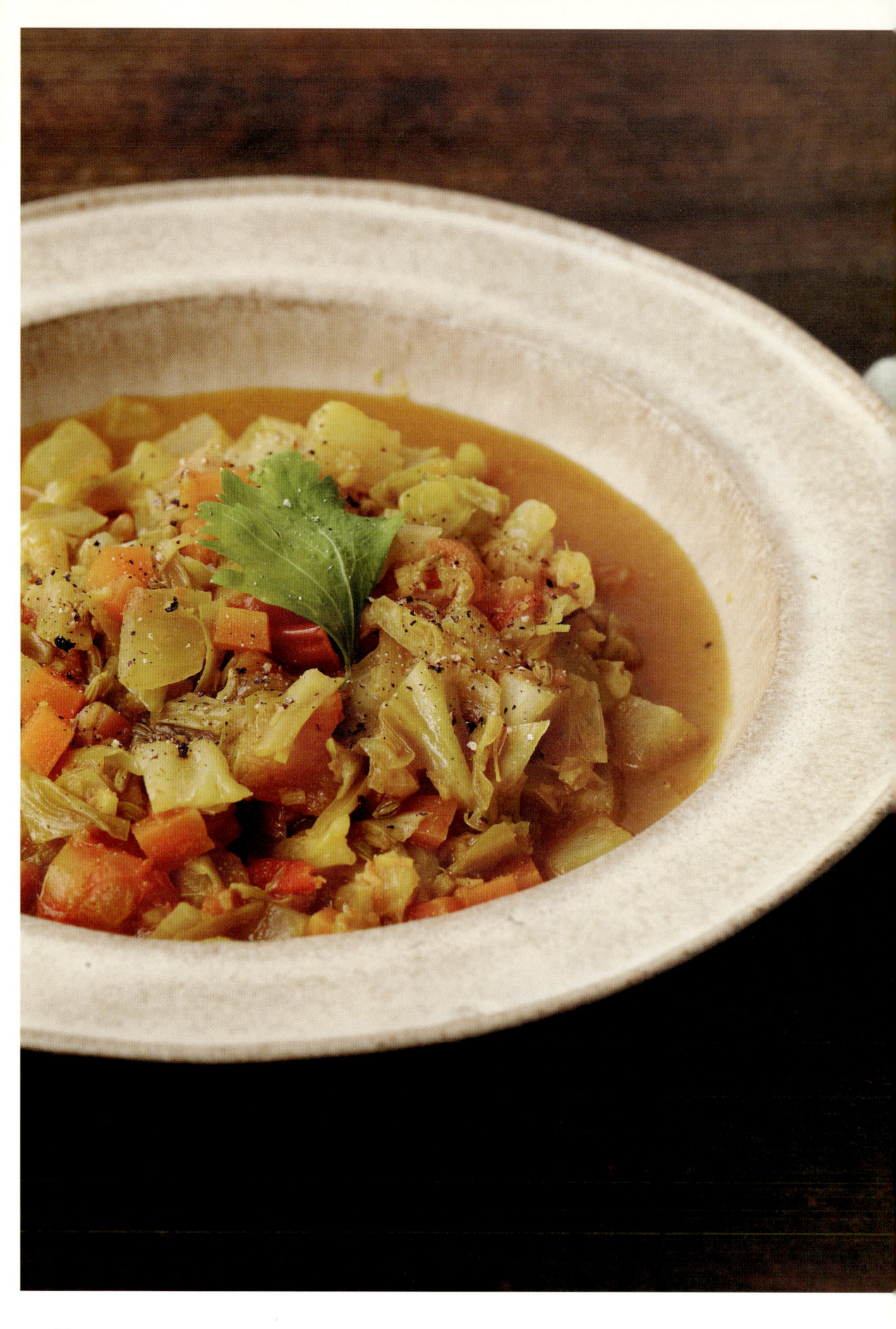

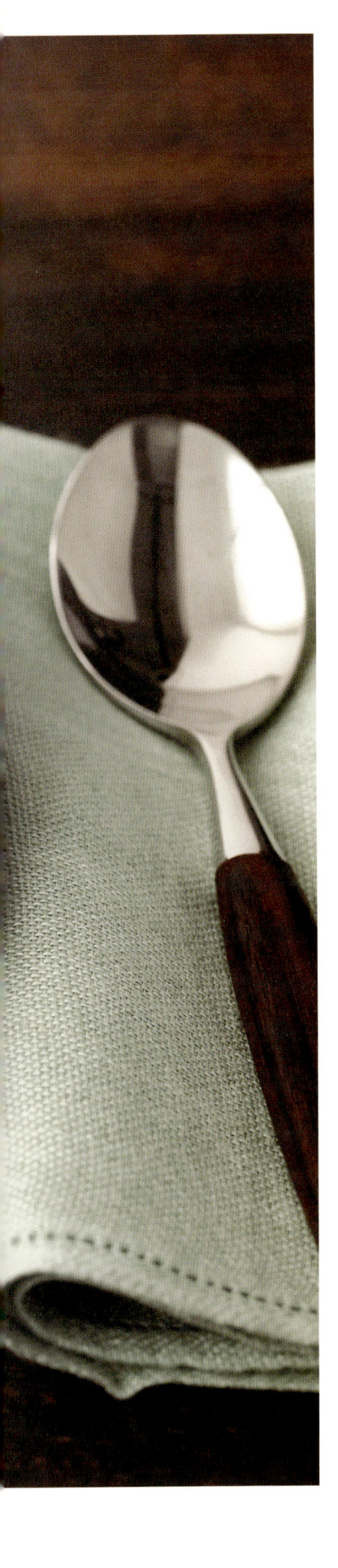

{ むくむ、夕食が遅くなりがち }

野菜だらけのスープ

しっかりからだを温めつつ、ピッタとカパを整えてくれます。
具材はごぼうやカリフラワー、セロリの葉などなんでも OK！
スパイスの美味しさが堪能できるスープです。

材料（1人分）

大根 …… 30g	A フェンネルシード …… 小さじ ½
人参 …… 30g	クミンパウダー …… 小さじ 1
しょうが …… 10g	ターメリック …… 小さじ 1
玉ねぎ …… 50g	薄口醤油 …… 小さじ ½
セロリ …… 20g	岩塩 …… 適量
キャベツ …… 大1枚	昆布だし …… 150cc
白菜 …… 大1枚	ギー …… 大さじ 1
トマト …… 100g	

(その他、ごぼう、カリフラワー、かぶ、ネギ、セロリの葉などなんでも OK)

作り方

1. 人参は皮付きのまま 5mm 角に、しょうがはみじん切りにする。
   他の野菜は全て 1cm 角くらいに切る。
2. 鍋にギーを熱し、玉ねぎ、しょうが、セロリをよく炒めてから
   他の野菜と岩塩ひとつまみを入れて炒める。
   A とだしを加えて弱火で 15 〜 20 分ほど蒸し煮にする。
3. 薄口醤油と好みで岩塩で味を調える。

- ◎ フェンネルシードとクミンパウダーを多めに使うともっといい
- ◎ 好みでコリアンダーパウダーを加えるとさらにいい
- ◎ 好みで黒胡椒を加えるとさらにいい

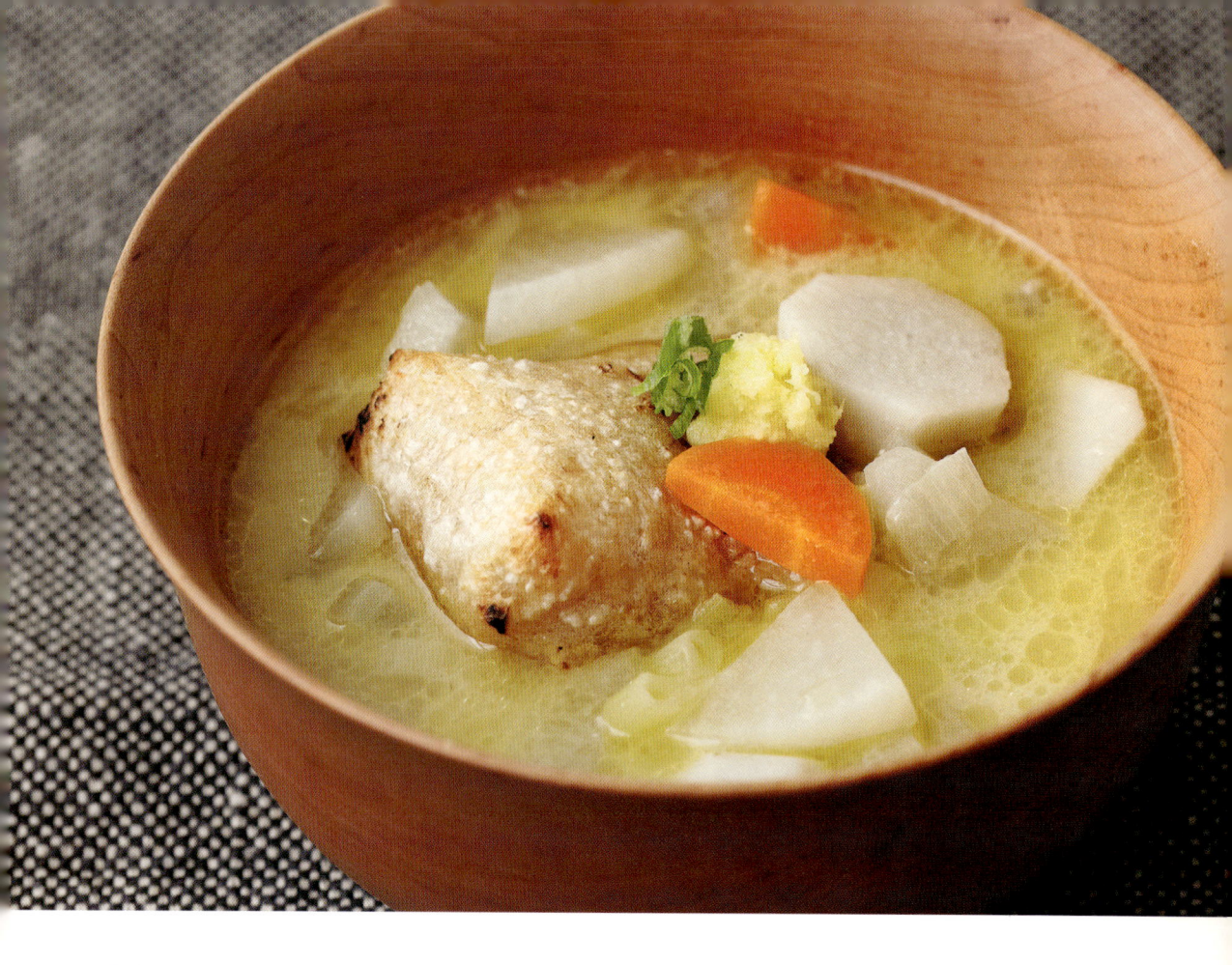

{食欲旺盛で、いつもお腹が空いている}

里いも、大根、玄米餅のお雑煮

ギーで炒めた野菜の甘みが滋味深く、優しい味わいに仕上がります。
玄米餅ならではの風味と白味噌の組み合わせが新鮮。
からだがしっかりと温まり、充分な食べごたえがあって、ヴァータに最適です。

材料（1人分）

里いも …… 50g
大根 …… 50g
人参 …… 10g
白ネギ …… 20g
玄米餅 …… 1個
白味噌 …… 小さじ2～大さじ1
おろししょうが …… 小さじ1
かつお昆布だし …… 150cc
ギー …… 大さじ1

作り方

1. 里いも、大根は皮をむき5㎜厚さの輪切りかいちょう切りに、
   人参は皮付きのまま少し薄めの半月切りに、
   白ネギは5㎜厚さの小口切りにする。餅はグリルか網で焼く。
2. 鍋にギーを熱し、野菜全てを入れてよく炒める。
   だしを入れて蓋をし、火が通ったら白味噌を溶き入れる。
3. 器に餅を入れて 2 を注ぎ、おろししょうが、
   あればネギの青い部分少々を飾る。

○ よく煮込んでアツアツで食べるのがポイント

○ 玄米餅の代わりによもぎ餅を使うともっといい

△ 里いもを控えて人参を多くし、玄米餅の代わりにきび餅を使い、
おろししょうがを多めにするといい

{食欲がなく、元気がない、気持ちが不安定}
白菜と鶏肉のスープ

たっぷりに見える白菜も、蒸し煮にすることでかさが減り、甘みは増すので
あっと言う間に食べきってしまいます。
消化によくて、食べた後も重くならずにカパを整えてくれるメニュー。

材料（1人分）

白菜 …… 150g
油揚げ …… 20g
鶏肉 …… 60g
おろししょうが …… 小さじ1
A 酒 …… 大さじ1
　薄口醤油 …… 小さじ2
　みりん …… 小さじ1
昆布だし …… 150cc

作り方

1. 白菜の葉はざく切り、芯は細切りにする。鶏肉は一口大に切る。
   油揚げは熱湯をかけて油抜きし、細切りにする。
2. 鍋にだしと鶏肉を入れ、煮立たせる。
   アクを取ってAを加え、油揚げと白菜を加えて蒸し煮にする。
3. おろししょうがを添えてできあがり。好みで黒胡椒をふる。

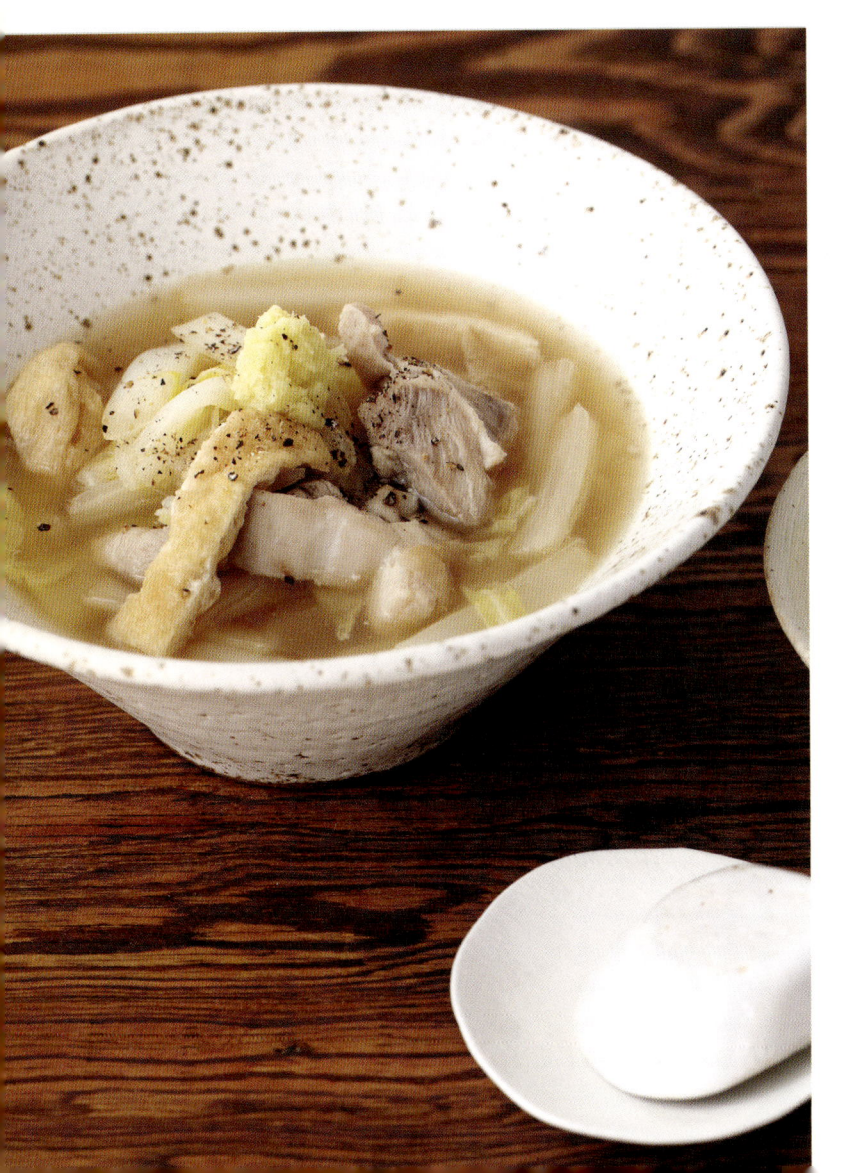

○ 好みで岩塩を少量加えるともっといい

○ 仕上げにギーをたらすともっといい

◎ おろししょうがを多めに、または黒胡椒を加えるとさらにいい

column. 6

かむほどに美味しさが口に広がる

チャパティ

全粒粉は精白した小麦よりも軽く、さらに無発酵なために3つのドーシャを乱さず、どのドーシャタイプの人にも合っています。スープと一緒に食べると、それだけで満足感たっぷりの食事になります。

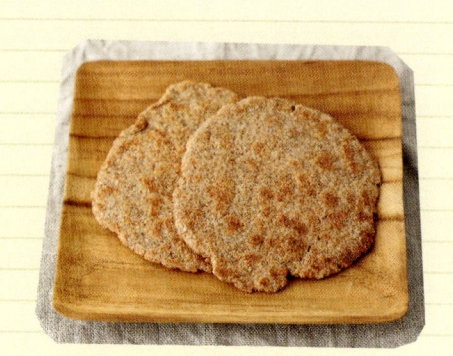

材料（1人分）

チャパティの粉（小麦の全粒粉）……1カップ
湯……40〜50cc
小麦粉……適量

好みで
ギー……大さじ1
クミンシード、アニスシード、コリアンダーまたはバジルの生葉……適量

作り方

1. （ギーやスパイスを使う時）チャパティの粉を少量のギーと混ぜ、好みのスパイスを加える。
2. 40度くらいの湯を少しずつ加えながら、耳たぶくらいのかたさになるまでこねる。
3. 生地を30分以上、静かに寝かせる。
4. テーブルの上に小麦粉をふる。
5. ゴルフボールくらいの大きさに分けた生地をこぶしでテーブルに押しつけ、平らにする。
6. 生地の表面に小麦粉をふるい、めん棒で生地を丸い形にする。
7. めん棒がくっつかなくなるまで生地に小麦粉をふるい、生地を返しながら2mm厚さまでのばす。
8. フライパンを熱し、油は使わずに時々ひっくり返しながら、焼き色がつくまで生地を焼く。

column. 7

食べ過ぎには注意が必要
毒をためる食材

一般的にからだによいとされている食材でも、アーユルヴェーダの立場からは
あまりおすすめできないものがあります。食べ過ぎには注意してください。

きのこ類

種類に関係なく、神経系のヴァータを乱しやすい質をもつ食品です。もし食べるなら、ギー（P26）でソテーすればいくらか質が改善されます。生で食べたり、焼いたものは避けるべきです。

じゃがいも

神経系のヴァータを乱す毒素があり、大人にはそれを消化することができないので避けるべきです。ただし、5歳未満の子供は消化することができるので、よい栄養になります。

生のにんにく

生のにんにくはヴァータとピッタを乱します。ただし、ギーでよくソテーすると、反対にヴァータとピッタを整え、よい栄養になります。ギーでソテーすると非常に美味。

生のねぎ類

ヴァータとピッタを乱します。特に生の玉ねぎはピッタを乱すため、ピッタが乱れている人は避けてください。カレーなどを作るときは、玉ねぎの代わりにセロリを使うとよいです。

牛乳

食事とはべつに、空腹時に温めて単独で飲むか、甘い味のもの（穀物やドライフルーツ）などと摂れば、毒素になりません。生の果物や乳製品と摂ると毒素になってしまいます。

はちみつ

非加熱の純粋なはちみつは毒出しに非常に優れています。しかし、40度以上に加熱したはちみつはそれ自体が毒素になってしまうので、どんな形であっても熱を加えないで摂取します。

ヨーグルト

牛乳を固めた乳製品は消化しにくく、毒素になりやすい傾向があります。とくにヨーグルトはとても消化しにくく、毒素になると関節にたまって関節の病気の原因になることがあります。

チョコレート

3つのドーシャをすべて乱す上に、毒素になると首から上にたまる傾向があります。そのため、チョコレートを食べると顔に吹き出物ができるのです。スイーツにはドライフルーツを。

ネバネバ食品

納豆、オクラ、山いも、餅、バナナ、アボカドなどの、ネバネバトロトロした食品は、カパを乱しやすく、消化しにくく毒素になりやすい食品です。食べるなら昼食のときにしましょう。

「ほんとうに美味しい」もの

蓮村　この本のタイトル通り「完全スープ」ができあがりましたね。毒出しという点でも、アーユルヴェーダの知識という点でも、味という点でも。

青山　実は、我が家では祖父の時代から薬膳が生活の一部として伝えられてきました。でも、アーユルヴェーダに関してはまったくの素人でした（笑）。先生から教科書をいただき、半年間、自分のなかで整理し、どうレシピに落とし込もうかと、ずいぶんと苦労しました。新婚旅行にまで持ち込んで(笑)。

蓮村　こんなに美味しいアーユルヴェーダ食ははじめてです。

青山　インド発祥のアーユルヴェーダをそのまま持ってくるということが、私の中でうまく納得できなかったんです。やっぱり日本人の特徴や食生活、生活スタイルに合わせ、日本人のからだにすっと入っていくようなものを作りたいと思いました。アーユルヴェーダの理論を、自分の大事な人が具合が悪い時などに、日本の食養生として気軽に作れればと。

蓮村　実は、「美味しい」ものはたくさんあるんです。でも、「ほんとうに美味しい」ものというのは、そんなにないんです。アーユルヴェーダにはサットヴァ（純粋性）というものがあり、サットヴァを持つものこそが「ほんとうに美味しい」とされます。例えば、食べた時に「何か物足りなさ」が残ることがあります。おなかはいっぱいなのに食べ足りない、といったような。ジャンクフードなんかは、いつまでも食べ続けるでしょう。あれは、「ほんとうに美味しい」という感覚がいつまでたってもからだとこころに入ってこないからなんです。「ほんとうに美味しい」という感覚を得られれば、人間は自分のからだに見合った量で満足できるのです。これは青山さんにしかできないと思いました。

青山　小さなお子さんから大人まで、多くの人に食べてもらいたいですね。

マハリシ南青山プライムクリニック

日本で唯一のマハリシ・アーユルヴェーダを行う本格的な医療機関。医療法人社団邦友理至会。院長、蓮村誠。
診療のほか、アーユルヴェーダの代表的なオイル塗布療法も行う。
「アビヤンガ」は二人の施術者の完全に同調した動きが深い休息へ誘います（写真右）。
アーユルヴェーダの象徴でもある「シロダーラ」は、神経系に深い休息をもたらす垂下療法です。睡眠では完全に取り除くことができない神経系のストレスを浄化します（写真左）。
http://www.hoyurisikai.com/

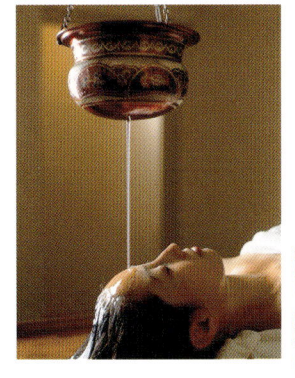

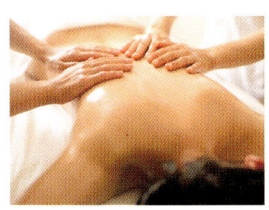

住所／東京都港区南青山1-15-2、電話／03-5414-7555（代表）、診療日時／9:30～12:00、13:30～17:00の火～日曜日（月曜定休）、予約／完全予約制。要電話予約、診療費用／自由診療のため、全額自費診療。

青家

2005年、東京・中目黒にオープン。
細い路地の奥にある店舗は築40年以上の一軒家。もとは民家だった物件を、スタッフの手で改装し家具も手作りした。オーナーシェフ青山有紀の地元京都から取り寄せる京の有機伝統野菜や生麩など安心できる素材にこだわり、季節のおばんざいと韓国家庭料理を提供。2011年春には隣に京甘味処「青家のとなり」をオープン。薬膳の理念と美容の知識を生かした手作りクッキーも人気。テイクアウトも可能で、店内には座敷もある。
www.aoya-nakameguro.com

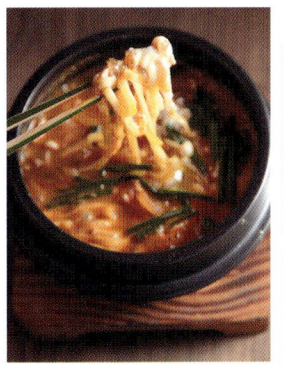

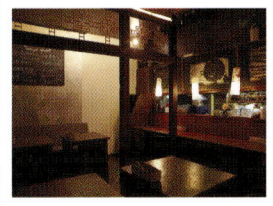

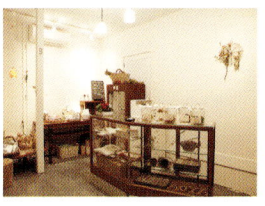

【青家】住所／東京都目黒区青葉台1-15-10、電話／03-3464-1615、営業時間／11:30～17:00 L.O、定休日／月曜日。
【青家のとなり】住所／東京都目黒区青葉台1-15-9、電話／03-6320-7018、営業時間／11:30～23:00、不定休

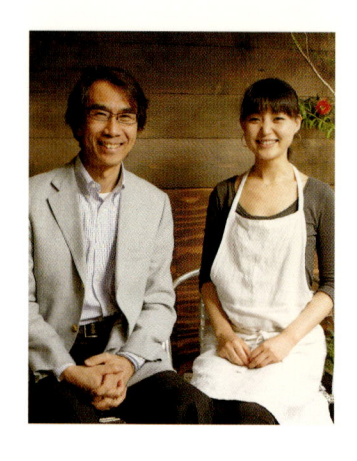

蓮村 誠　はすむらまこと

1961年生まれ。東京慈恵会医科大学卒業、医学博士。
オランダマハリシ・ヴェーダ大学 マハリシ・アーユルヴェーダ認定医。
特定非営利活動法人ヴェーダ平和協会理事長。
東京慈恵会医科大学病理学教室および神経病理研究室勤務の後、1992年オランダマハリシ・ヴェーダ大学 マハリシ・アーユルヴェーダ医師養成コースに参加。現在、診療に当たる傍ら全国各地での講演活動、書籍執筆、テレビ出演、雑誌の連載などマハリシ・アーユルヴェーダの普及に努める。
著書に『アーユルヴェーダ式　2週間で毒出し生活』（大和書房）、『毒を出す食 ためる食』『白湯 毒出し健康法』『麦茶 毒出し健康法』（PHP研究所）、『「いのち」の取り扱い説明書』（講談社）などがある。

青山有紀　あおやまゆき

1974年、京都府生まれ。
「青家」「青家のとなり」オーナーシェフ。料理家。
美容業界を経て、東京・中目黒に「青家」、「青家のとなり」をオープン。国立北京中医薬大学日本校卒業。国際中医薬膳師資格取得。
講演活動、執筆活動の他、企業の商品開発やPR、レシピ提供、カフェプロデュースをはじめ、テレビ、雑誌でも活躍。
著書に『青山有紀の幸せ和食レシピ』（日東書院本社）『韓国　温めごはん』（大和書房）がある。

「いのち」をはぐくむアーユルヴェーダ式
毒出し完全スープ

2011年10月25日　第1刷発行
2017年 9月10日　第5刷発行

著者	蓮村 誠　青山有紀
発行者	佐藤 靖
発行所	大和書房
	東京都文京区関口1-33-4
	〒112-0014
	電話　03-3203-4511
	振替　00160-9-64227

ブックデザイン	ME & MIRACO
写真	神林 環
スタイリング	ミヤマカオリ、青山有紀
イラスト	山崎美帆
校正	メイ
印刷所	凸版印刷
製本所	ナショナル製本
企画・編集	長谷川恵子（大和書房）

©2011 Makoto Hasumura・Yuki Aoyama Printed in Japan
ISBN978-4-479-92039-7
乱丁本・落丁本はお取り替えいたします。
http://www.daiwashobo.co.jp